백반증

으로부터의 **자유**

백반증 전문가 이선동 박사의
한의학 중심 새로운 이론과 치료법

백반증으로부터의 자유

- 백반증 전문가 이선동 박사의 한의학 중심 새로운 이론과 치료법

2020년 4월 24일 초판 인쇄
2020년 5월 6일 초판 발행

저자_이선동
발행자 _박홍주
발행처_도서출판 푸른솔
편집부_715-2493
영업부_704-2571
팩스_3273-4649
디자인_여백 커뮤니케이션
주소_서울시 마포구 삼개로 20 근신빌딩 별관 302호
등록번호_제 1-825

ⓒ 이선동 2020

값_22,000원

ISBN 978-89-93596-94-6 (93510)

백반증 전문가 이선동 박사의
한의학 중심 새로운 이론과 치료법

백반증

으로부터의 자유

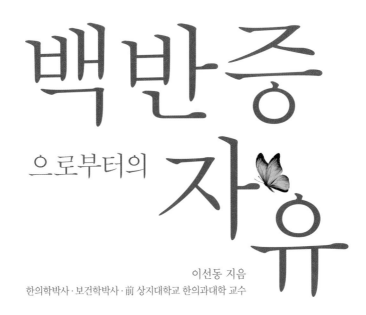

이선동 지음
한의학박사·보건학박사·前 상지대학교 한의과대학 교수

푸른솔

　백반증은 피부색을 결정하는 멜라닌이라는 색소가 없거나 적어져서 정상 피부에 비해 피부색이 희게 되는 질병이다. 백반증 환자는 피부색이 다른 문제 말고는 통증이 있거나 수명이 짧아지는 문제는 없다. 이러한 특징 때문에 백반증은 다른 병하고는 크게 다르다. 그렇지만 피부색의 차이로 인한 환자나 가족의 고통이 너무 크다. 흰 피부로 인해 환자 스스로나 타인의 시선 때문에 큰 불안감을 갖고 있으며 일상생활을 힘들어하고 정신적으로 위축되어 정상적인 사회생활이 어렵거나 대인공포증까지 생긴다. 치료가 되어 곧바로 회복되면 아무런 문제가 없겠지만 백반증이 장기간 유지되면 환자의 정신적, 정서적, 심리적 측면까지 삶의 전반적인 부분이 큰 영향을 받게 된다. 특히 얼굴이나 목, 손등의 노출 부위에 발생한 백반증은 더욱 문제이다. 백반증은 난치성 질병이기는 하지만 조기 및 초기에 치료하면 곧 치료되며, 환자에 따라서는 증상이 심하더라도 치료될 수 있다.

　이 책은 백반증의 원인과 발생기전, 치료 방법, 백반증 환자의 특성에 따른 접근법, 치료 사례, 평소 주의사항, 백반증 상식을 주요 내용으로 하고 있다. 백반증은 원인과 발병 과정을 볼 때 단순한 피부병은 아니며 몸 내부 여러 장기의 기능, 면역계 및 신경계와 연관된 종합 질병이다. 따라서 의학적 치료나 처치도 이러한 특성에 맞게 하는 게 필요하다. 특히 의료인들은 백반증의 특성에 맞게 치료하기 위해 상당한 실력과 경험이 중요하다. 이 책에서는 백반증의 발병 과정인 멜라닌 생성과 이동 이론을 최초로 소개하였다. 그동안 백반증은 멜라닌이 없거나 부족하여 발생하는 것으로만 알려져 있었으나, 최근에는 멜라닌의 이동 및 분포 문제로 발생한다는 연구가 있다. 이것은 새로운 이론으로 백반증의 치료에서 활용한다면 좋은 효과를 얻을 수 있다.

저자는 상당수의 백반증 환자를 한의학적으로 치료하였고 지금도 하고 있다. 그동안 쌓아온 지식과 경험을 근거로 이 책을 출판하게 되었다. 백반증 환자와 가족에게 큰 도움과 희망이 되었으면 한다.

2020년 4월 이선동

❖ 이 책은 백반증을 연구하고 치료하는 의사, 한의사도 볼 수 있
   지만 주로 백반증 환자와 가족을 위해 쓴 책이다. 백반증의 정
   확한 이해와 대처, 치료 방법의 선택, 관리에 도움이 되도록 하
   였다.

❖ 이 책의 내용은 서양의학, 한의학(중의학 포함)의 최근 연구 결과
   이지만 한의학이 중심이다.

❖ 이 책은 백반증의 발생 과정인 멜라닌 생성, 멜라닌 이동 및 분
   포 이론을 소개하였다. 이 중 멜라닌 이동 및 분포 이론은 최초
   로 한국에 알리는 것이다.

❖ 이 책에서 치료율(%)은 무효를 제외한 완치, 현저한 효과, 호전
   을 모두 포함한 것이다.

❖ 이 책에 소개된 대부분의 백반증 사진, 치료 전후 사진은 행파
   한의원 자료이며, 일부는 成愛華(중국)의 자료이다.

1

백반증의 정의,
증상과 진단

1

백반증의 정의

백반증은 피부에 흰 반점(白斑)이 생기는 병이다. 대체로 흰 반점은 희미하거나 뚜렷하게 한두 곳, 여러 곳 또는 전신에 걸쳐 산발적으로 발생한다. 대부분은 피부색이 정상과 흰색의 두 가지 색(二色 백반증)이지만, 세 가지 색(三色 백반증), 다섯 가지 색(五色 백반증)으로도 나타난다. 후천성 질병이고 초기에 한두 곳에서 시작하여 시간이 지나면서 다른 곳으로 확산된다.

백반증(白斑症)은 흰 반점의 백반증 증상을 표현한 질병명이다. 백반증은 서양 의학 용어이고 한의학(중의학 포함)에서는 백전풍(白癜風), 백박풍(白駁風), 일반인들은 백납으로도 부른다. 영어로는 vitiligo라고 한다.

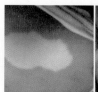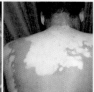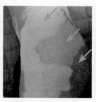

두 가지 색 백반증   세 가지 색 백반증   다섯 가지 색 백반증

이색, 삼색, 오색 백반증

2

백반증의 증상

백반증은 크고 작은 다양한 크기의 둥근 또는 불규칙한 흰 반점이 있거나 이들이 서로 큰 덩어리로 연결되기도 한다. 백반증의 경계선은 착색되어 짙은 색소 띠를 볼 수 있다. 백반증은 전신의 모든 곳에 발생할 수 있으나 주로 많이 발생하는 곳이 따로 있다. 몸의 털이나 머리카락에 흰머리(白毛)가 생기기도 하고 간혹 모발의 탈색이 먼저 나타나는 경우도 있다. 백반증의 증상은 환자마다 다르다.

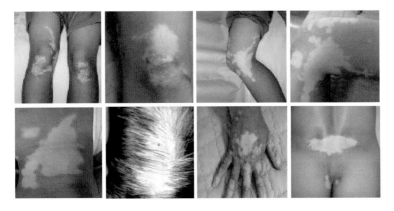

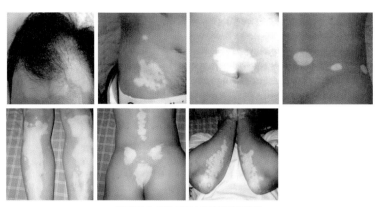

환자마다 서로 다른 전형적인 백반증

3

백반증의 진단

백반증은 정상 피부와 비교되어 육안으로 쉽게 알 수 있다. 그러나 피부에 흰 반점이 나타나는 질환은 백반증 이외에도 여러 질병이 있기 때문에 전문가의 정확한 진단이 필요하다. 보통은 우드등 검사로 매우 간편하고 쉽게 백반증을 진단할 수 있고 일부 환자에게는 조직검사, 피부 CT 검사를 하기도 한다. 이외에도 눈의 이상, 귀 내부의 이상, 갑상선 질환, 빈혈이 동반되는 경우가 있어 혈액검사를 실시하기도 한다.

1) 우드등 검사

자외선이 나오는 등(lamp)으로 정상 부위는 자외선이 흡수되지만 백반증이 발생된 곳은 자외선이 반사되어 서로 비교된다. 우드등으로 간단히 쉽게 백반증을 진단할 수 있다.

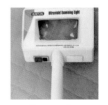

우드등(Wood's lamp)

2) 조직검사

멜라닌은 표피의 최하층에 있는 멜라닌 세포에서 합성 및 생성되어 인근의
각질층으로 이동 및 분포하며 마지막으로는 소실된다. 멜라닌 세포에서 멜라
닌의 생성은 티로신(tyrosine), 티로시나아제(tyrosinase), 메르캅토, 트립토판 산
화효소, Cu 등의 단백질과 무기물이 관여하는 매우 복잡한 과정을 통해 이
루어진다. 조직검사는 특별한 경우에 진행하는 검사로 백반증 피부를 떼어
염색 과정을 통해 멜라닌 세포가 있는지 없는지, 정상적인 형태인지 아닌지,
멜라닌이 있는지 없는지 등을 정상군과 비교한다.

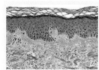 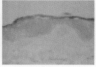

정상 피부조직　　　　　　　　백반증 피부조직

정상 및 백반증 피부조직

3) 피부 CT 검사

CT 진단기기를 활용하여 피부검사를 하는 것으로 피부조직이나 피부 속의
상태를 알 수 있다. 특별한 경우에만 사용한다.

4) 혈액검사

혈액을 채취해 빈혈, 백혈구, 혈소판 감소, 당뇨병, 갑상선 기능이상, 결체조직
병을 검사하고 미량원소(Cu, Zn, Fe) 검사를 한다. 백반증과 관련된 질병, 증상
이나 건강 상태를 진단하여 치료에 활용한다.

2

백반증의
발생 원인

백반증은 유전, 스트레스, 약물, 화학물질, 면역계 이상, 호르몬 분비의 이상, 멜라닌 세포 대사이상, 각질형성세포 기능의 이상, 활성산소, 자외선 노출, 내과 질환, 미량원소 부족, 고농축 비타민 C의 장기간 섭취 등 다양한 원인에 의해 발생한다.

● 유전

부자, 부녀, 모자, 모녀 또는 형제자매 간의 상염색체이상으로 발생한다. 전체 환자 중 3.9~4.0%가 가족력이 있으며, 이 중 직계가족이 55% 정도를 차지한다. 백반증과 관련된 유전자 돌연변이로 발생한다.

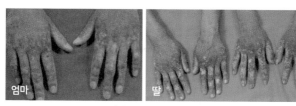

모녀간에 백반증이 발생한 예

● 면역계 이상

면역계의 이상으로 몸 안의 멜라닌 세포를 스스로 파괴하여 백반증이 발생한다. 홍반성 낭창, 갑상선 이상, 류마티스 관절염, Addison 병은 백반증에 자주 동반되는 질병으로 모두 자가면역질환이다.

● 스트레스 과다

억울, 초조, 불안의 부정적인 요인이 장기간 동안 과도하게 영향을 미치거나, 또는 배우자 사망, 이혼, 시험, 수술, 실업으로 인해 일상생활에서 큰 충격을 겪으면 백반증이 발생하거나 악화된다.

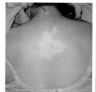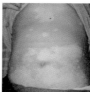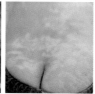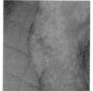

과도한 스트레스로 발생한 여성 백반증

● 호르몬 이상

　호르몬 분비의 이상으로 멜라닌 세포를 자극하여 멜라닌 합성대사를 촉진하거나 당피질 자극을 통해 멜라닌 합성대사를 억제한다. 특히 여성의 초경, 임신 및 출산, 폐경 시기에 호르몬 변화가 심해 백반증이 발생하거나 악화된다.

● 각질형성세포 기능의 이상

　표피중의 각질형성세포의 원발성 기능장애가 멜라닌 세포에 계속 영향을 주어 백반증이 발생한다.

● (일부) 약물

　약물로 인하여 발생하는 백반증으로 "약물성 백반" 또는 속발성, 2차성 백반증이라고 한다. 일부 안약, 광과민성 유발 약물, 갑상선 치료 약물을 장기간 사용하면 멜라닌 합성대사에 영향을 미쳐 백반증이 발생한다.

● 멜라닌 세포 대사이상

　피부색은 멜라닌에 의해서 결정되는데 멜라닌은 멜라닌 세포에서 만들어진다. 멜라닌 세포에서 만들어진 멜라닌은 이동하여 피부, 머리카락, 검은 눈동자, 점막, 난소 등에 골고루 분포된다. 인체 표면에는 약 20억 개의 멜라닌 세포가 있고 무게로는 1g 정도이며 피부 1mm 안에 1,560개 정도로 분포되어 있다. 따라서 멜라닌 세포에서 만드는 멜라닌의 생성(생산), 이동 및 분포, 파괴 과정에 이상이 생기면 피부색이 변화

한다. 연구에 의하면 정상인과 백반증 환자의 멜라닌 세포 배양에서 생물학적 특징이 DNA 합성과 tyrosinase 활성 면에서 서로 큰 차이가 없었으나, 백반증 환자의 멜라닌 세포에 함유되어 있는 확장 또는 환상 조면소포체의 구성과 기능에 문제가 있는 것으로 확인되었다.

● 활성산소

과산화수소(H_2O_2) 등은 산화제로 세포의 파괴, 변형을 일으키며 활성산소가 증가하면 멜라닌 세포를 파괴할 수 있다.

● 과도한 햇볕 또는 자외선 노출

백반증은 사계절 중 햇볕이 강하거나 자외선에 많이 노출되는 늦봄, 여름, 초가을에 새로 발생하거나 악화된다. 특히 한 여름철 해안가에서 휴가 후에 발생하는 경우가 많다. 강한 햇볕에는 강력한 에너지의 자외선이 많이 있는데, 이것이 피부를 투과하면서 멜라닌 세포나 멜라닌을 파괴한다.

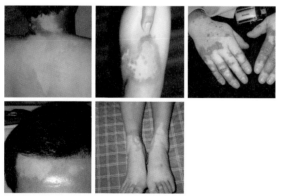

햇볕, 자외선으로 발생한 백반증

● 내과 질환

　상당수의 피부질환은 몸 내부의 이상으로 발생하는 경우가 많다. 우리 몸은 내부 기관과 피부가 서로 밀접하게 연결되어 있기 때문이다. 특히 상당수의 내과 질환과 면역계는 서로 영향을 미친다. 연구에 의하면 31.8%의 백반증 환자는 각종 다른 질환을 갖고 있는 것으로 알려지고 있다.

● 외상 및 피부 압박

　일부 백반증은 심하게 긁거나 상처 난 곳, 수술 부위, 브래지어 및 허리띠 등의 압박 부위에 특징적으로 발생한다. 이러한 현상을 "동형반응"이라고 하는데 긁거나 수술, 피부 압박이 몸 내부의 이상면역반응을 일으켜 멜라닌 세포를 파괴하게 된다.

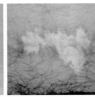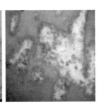

수술, 상처로 발생한 백반증

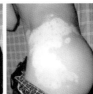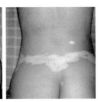

허리띠, 속옷의 압박으로 발생한 백반증

● 미세혈액순환의 이상

미세혈액순환은 피부나 조직세포의 대사 활동에 필요한 산소, 영양 물질을 공급하는 체계이다. 현미경으로 보면 혈액순환, 세포 및 분자의 수평 유지를 관찰할 수 있는데, 인체 생명 활동에 매우 중요한 작용을 담당한다. 이러한 기능에 이상이 있으면 멜라닌 합성에 부정적인 영향을 미치게 된다.

● 미량원소 부족

멜라닌 세포에서 멜라닌이 만들어지는 과정에서 tyrosine은 결정적으로 중요하다. 이 tyrosine의 합성에 직접적인 역할을 하는 것이 Cu, Zn, Fe 등 여러 미량원소이다. 이러한 원소가 부족하면 백반증이 발생한다.

● 화학물질 접촉

미백 연고인 hydroquinone, 살충제 및 살균제 같은 일부 농약, 화장품이 백반증을 발생시킬 수 있다.

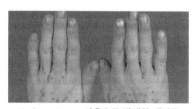
Hydroquinone 사용으로 발생한 백반증

● 고농축 비타민 C의 과다 섭취

비타민 C는 멜라닌 세포의 활성을 저하시켜 피부를 희게 하는 미백 작용(멜라닌 세포의 기능을 저하시켜 멜라닌 생성이 감소하여 피부를 희게 함)을 한다. 특히 고농축 비타민 C를 장기간 과량 복용하면 백반증의 발생 또는 악화 위험이 있다.

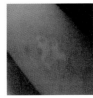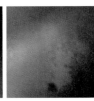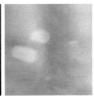

고농축 비타민 C 섭취로 백반증이 발생한 예

P

A

R

T

3

피부색의 결정 요인과
백반증의 발생 과정

피부색의 결정 요인

피부는 표피층, 진피층, 피하조직으로 이루어져 있다. 이 중에서 백반증과 관련된 멜라닌 세포는 표피층에 존재한다. 피부색은 멜라닌 양에 따라 결정되는데 멜라닌 양이 많으면 더 진하거나 검고 적으면 희다. 백인, 황인종, 흑인은 멜라닌 양이 많고 적은 차이의 결과이다. 그러나 인종에 상관없이 멜라닌 세포 수는 같은 것으로 알려져 있다. 이들의 피부색 차이는 멜라닌 세포에서 멜라닌을 만들어내는 양의 차이 때문이다. 또한 피부 부위에 따라 피부색에 차이가 있는데, 이것도 멜라닌 세포 활동의 차이 때문에 생긴다. 예를 들어 겨드랑이, 유두, 생식기 및 그 주위, 항문은 다른 곳에 비해 피부색이 검고 진하다. 이들 부위는 멜라닌 세포의 활동이 강하여 멜라닌을 다른 곳에 비해 더 많이 만들기 때문이다.

2

백반증의 발생 과정

백반증은 피부에 흰 반점이 생기는 병이다. 다르게 말하면 피부색이 정상인 피부와 비정상인 흰 피부가 동시에 있는 병이다. 구체적으로는 피부색이 두 가지, 세 가지, 다섯 가지가 있다. 현재까지 백반증의 발생 기전은 멜라닌 생성의 문제인 멜라닌 부재론(不在論), 멜라닌 이동이나 분포에 문제가 있는 멜라닌 이동론 등이 있다. 멜라닌 부재론은 이전부터 있어 온 전통적 이론이며, 멜라닌 이동론은 최근에 밝혀진 새로운 이론이다.

1) 멜라닌 생성 문제론 (또는 멜라닌 부재론)

멜라닌 생성에 문제가 발생하여 백반증 발생 전의 정상 때에 비해 멜라닌이 없거나 감소된다는 이론이다. 멜라닌 세포에서 멜라닌을 만들지 못하고 또한 이미 만들어진 멜라닌이 몸 밖으로 빠져나가서 없거나 부족하여 백반증이 발

생한다. 피부 재생주기는 28일로 세포가 계속 생산과 소멸을 한다. 정상 피부
색을 유지하려면 멜라닌 세포 내에서 멜라닌이 꾸준하게 만들어져 빠져나간
만큼 채워져야 한다. 그러나 백반증 원인이 인체에 영향을 미쳐 멜라닌 세포
를 파괴하거나 정상적으로 활동하지 못해서 결과적으로 멜라닌이 없거나 부
족해진다.

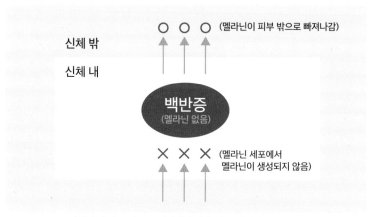

멜라닌이 피부 밖으로 빠져나가기만 하고 채워지지 못한다.

2) 멜라닌 이동 및 분포 문제론

멜라닌 이동론이라고도 하는데 멜라닌이 피부에 골고루 분포하지 못하고 주
변의 피부로만 이동하여 백반증이 발생한다는 이론이다. 멜라닌이 이동하여
없어진 곳에는 백반증이 발생하고, 동시에 멜라닌이 이동한 주변 피부나 전
신 피부는 더 검거나 진해지게 된다. 실제로 백반증 환자에게 흰 반점(백반증)
과 동시에 "색소섬"이 생기는 현상이 있다. 이 현상은 멜라닌 부재론과 달리
멜라닌 이동론을 지지하는 근거가 된다. 실제 연구에 의하면 멜라닌이 주변
으로 이동한 결과 정상인에 비해 백반증 환자의 98%는 피부색이 더 검거나

백반증 근처나 경계선이 더 진한 것으로 나타났다. 멜라닌 이동 및 분포 문제론에 따르면 멜라닌이 몸 밖으로 빠져나가는 게 아니고 옆의 정상 피부로 잘못 이동하여 분포하기 때문에 몸 안의 멜라닌 총량은 백반증 발생 전과 같다. 피부에 골고루 분포해야 할 멜라닌이 이동 문제로 잘못 분포하여 백반증이 발생한다는 것이다.

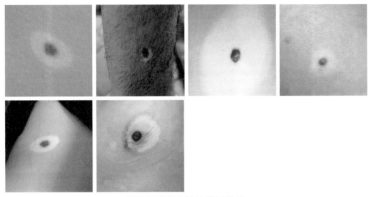

백반증과 색소섬의 동시 발생
(주변의 멜라닌이 색소섬으로 이동하여 진하고 검은 색소섬이
만들어지며 동시에 주변의 피부색이 검거나 진하다.)

멜라닌 이동 및 분포 문제론은 피부색이 희게 되는 백반증과 피부가 더 검게 되는 현상이 동시에 일어나기 때문에 "黑白同病"이라고 하며, 이동한 멜라닌을 원래 위치로 되돌리면 백반증이 치료되어 "黑白同治"라고 한다. 이를 합하여 멜라닌 이동 이론을 "黑白同病 黑白同治"라고 한다.

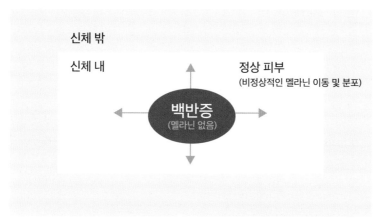

신체 밖

신체 내

정상 피부
(비정상적인 멜라닌 이동 및 분포)

백반증
(멜라닌 없음)

멜라닌의 주변 이동으로 백반증이 발생하고 동시에 정상 피부는 더 검게 된다.

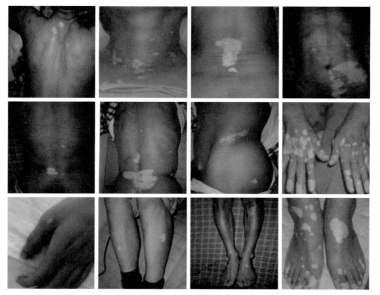

피부색이 검은 백반증 환자

3) 백반증의 발병 단계

백반증은 인체의 멜라닌 세포의 작용이나 멜라닌의 이동과 분포에 직접적 및 간접적으로 문제가 생겨 발생한다. 직접적으로는 자외선, 피부 상처나 수술이 멜라닌 세포나 멜라닌을 외부에서 직접 파괴하여 일어난다. 간접적으로는 인체 내부의 유전자, 호르몬 이상, 면역계 이상, 약물, 여러 내과 질환, 혈액순환 문제, 미량원소 부족, 비타민 C 과량 섭취 요인들이 작용하여 멜라닌 세포의 기능과 활동에 나쁜 영향을 미쳐 멜라닌을 만들지 못하게 하거나 분포와 이동의 문제를 초래하여 발생한다.

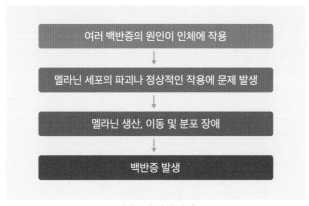

백반증의 발병 과정

4

백반증의 분류

심상형과 편측형

백반증이 몸의 좌우 양쪽으로 발생했느냐 한쪽에만 발생했느냐에 따라 구분하는 것으로, 좌우 양쪽에 발생했으면 심상형, 한쪽으로만 발생했으면 편측형이라고 한다. 이 중 대부분의 백반증은 심상형으로 발생하나 이러한 백반증의 발생 형태는 발병 원인이 서로 다르기 때문으로 각 유형에 따라 치료 방법이나 처방이 다를 수 있어 정확한 구분은 매우 중요하다.

1) 심상형

몸의 좌우 양쪽에서 발생하는 백반증으로 전체 환자의 65%를 차지한다. 심상형은 국한형, 산발형, 범발형, 말단형으로 나뉜다.

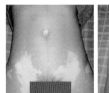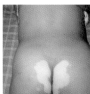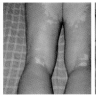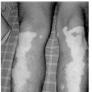

● 국한형

  인체의 좌우로 발생하지만 백반증의 크기가 다르고 독립되어 있거나 무리 지어서 신체의 한정된 일정 부위에만 있다. 대부분은 초기 백반증에 많다.

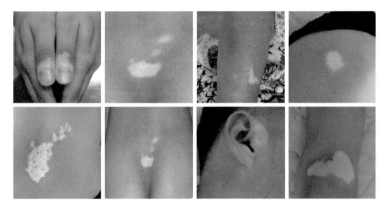

● 산발형

  백반증이 전신에 여기저기 산발적으로 흩어져 있고 다발적이며 좌우 대칭적으로 발생하지만 총 면적이 체표면적의 50%를 넘지 않는 것을 말한다.

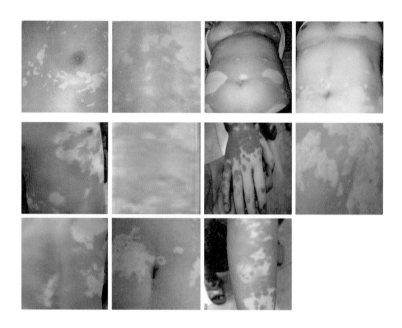

● 범발형

좌우에서 발생하고 백반증의 대다수가 서로 융합되어 불규칙한 큰 덩어리로 합해져 있다. 대부분의 신체 표면에 골고루 퍼져 있는데 전체 피부의 50% 이상이 백반증이고 정상 피부는 일부만 남아 있다.

환자 A

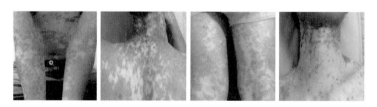

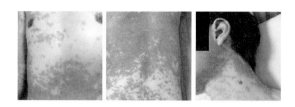

환자 B

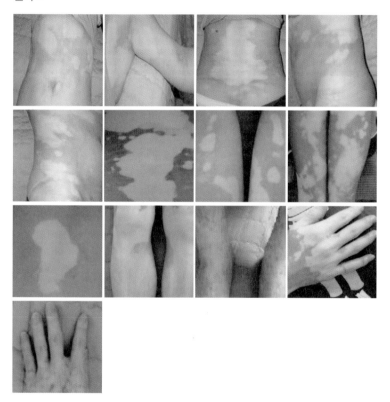

● 말단형

　백반증이 손 및 발가락, 생식기, 항문, 눈 주위나 입술 등 신체의 말단
부위를 중심으로 해서 대칭적으로 발생한다. 대표적 말단형 백반증은
손 및 발가락에 발생한 것이다.

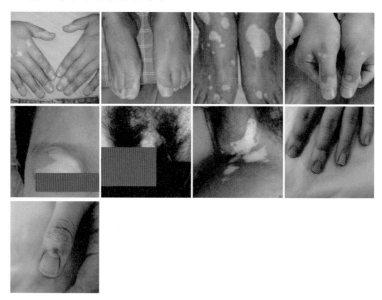

2) 편측형

절단형이라고도 하는데 몸의 양쪽(왼쪽과 오른쪽) 중 어느 한쪽에만 생기는 백
반증을 말한다. 특이하게 신경절 또는 피부분절을 따라 발생하며 건너편, 반
대쪽에서 발생하지 않는다.

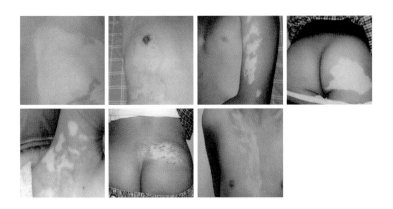

2

완전형과 불완전형

백반증 탈색의 정도에 따라 구분하는 것으로 완전형과 불완전형 백반증이 있다. 이 중 완전형은 정상 피부와 백반증의 구별이 뚜렷하여 분명히 대조되며, 불완전형은 정상 피부와의 경계선이 불확실하거나 뚜렷하지 않아 비교하기가 어렵다.

1) 완전형

백반증이 순백색 또는 백자색으로 나타나고 색소재생 현상이 없다. 디히드록시페닐알라닌(DOPA, 도파민의 전구물질로 멜라닌 생성에 관여하는 아미노산) 반응이 음성으로 백반증 조직 내에 멜라닌 세포와 멜라닌이 전혀 없다. 정상 피부와 백반증의 구별이 확실하고 분명하다.

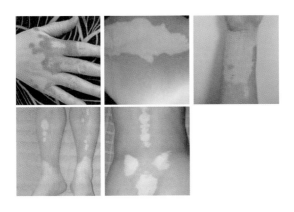

2) 불완전형

백반증의 탈색이 불완전하고 백반증에서도 색소점을 볼 수 있다. 다히드록시 페닐알라닌(DOPA) 반응이 양성으로 백반증 조직 중에 멜라닌 세포와 멜라닌 이 일부 남아 있거나 감소되어 있다. 정상 피부와 백반증의 구별이 불확실하고 모호하다.

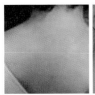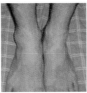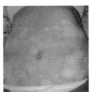

3

진행 상태에 따른 구분

백반증의 진행 상태를 현재 시점에서 지난 1년 이내를 기준으로 판단한다. 이 기간 동안 더 커지거나 확산되었으면 확산기 백반증, 그대로이면 안정기 백반증, 더 줄거나 작아졌으면 감소기 백반증이라고 한다.

1) 확산기

진행기라고도 하는데 최근 1년 이내에 새롭게 발생하거나 기존 부위가 커지는 백반증을 말한다. 백반증의 발생 원인이나 악화 요인이 강하게 작용하거나 영향을 미치고 있다는 것을 뜻한다. 안정기, 감소기에 비해 좀 더 적극적인 치료 노력이 필요하다.

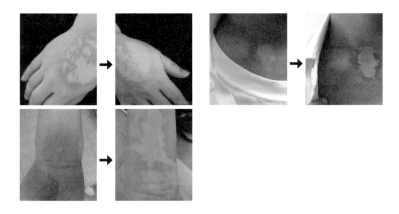

2) 안정기

유지기라고도 하는데 최근 1년 동안 새롭게 발생하지 않고 기존 환부가 전과 변화 없이 그대로 유지되는 백반증을 말한다. 백반증에 변화가 없다는 것은 백반증의 발생 및 악화 요인의 별다른 영향이 없다는 뜻이다.

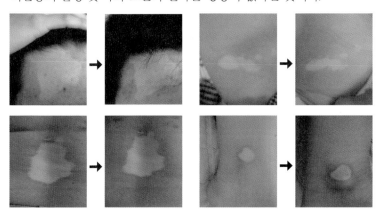

3) 감소기

축소기, 회복기, 호전기라고도 하는데 최근 1년 동안 기존 백반증의 크기가 감소, 축소되는 상태를 말한다. 환자의 건강 상태가 좋거나 백반증의 발생 원인이나 악화 요인에 대한 노출이 없고 관리를 잘하고 있기 때문이다.

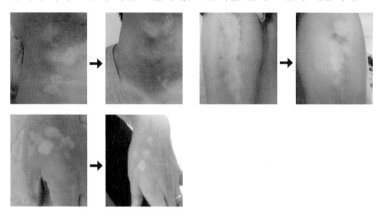

5

한의학의
백반증 치료 원리 및 방법

1

치료 효과 판정 기준

백반증의 치료 효과 판정은 완치, 현저한 효과, 호전, 무효로 구분한다.

① 완치
모든 피부에서 백반증이 전부 완전히 없어지고 전체 피부색이 정상, 또는 한 가지 색으로 회복된 상태이다.

② 현저한 효과
상당한 효과를 얻은 상태로 치료 전에 비해 전체 백반증의 면적이 50% 이상 감소 및 축소되어 정상 피부색으로 회복된 상태이다.

③ 호전
치료 전에 비해 전체 백반증의 면적이 10~49% 감소 및 축소되어 정상 피부색으로 회복된 상태이다.

④ 무효
효과가 없는 상태로 전체 백반증이 치료 전과 차이가 없거나 면적이 10% 이내로 감소된 상태이다

치료 단계

백반증의 치료는 초기 효과 단계, 완치 단계, 재발 방지 단계를 거친다. 이러한 치료 효과는 환자의 백반증의 상태(크기, 부위, 발생 기간), 건강 상태, 체질에 따라 큰 차이가 있다. 또한 치료 방법에 따라서도 치료 기간, 치료율, 부작용, 재발률에서 큰 영향을 받는다.

① 초기 효과 단계

치료 전에 비해 백반증의 발생과 진행이 멈추거나, 일부 흰 반점이 없어지며, 크기가 줄어들거나, 희미해지는 단계이다. 초기 효과 단계는 치료 전에 비해 일부 호전 효과가 나타나는 것이지만 진행기의 백반증의 진행이나 악화가 중지되는 것도 초기 효과 중의 하나이다. 보통 치료 후 며칠에서 몇 개월 사이에 나타난다.

② 완치 단계

백반증이 모두 사라져 없어지고 피부색이 정상으로 회복되거나 한 가지 색으로 되는 단계이다. 최소 몇 주 또는 수개월 이상의 치료 기간이 필요하고 백반증의 상태, 치료 방법 및 환자의 치료 노력 등에 따라 차이가 크다.

③ 재발 방지 단계

백반증이 완치된 후에 백반증이 다시는 발생하지 않도록 하는 단계이다. 대부분은 다 나은 후에는 치료를 중단해도 재발 가능성은 없거나 적지만 일부 환자는 재발 가능성이 있을 수 있다. 재발 방지 단계는 완치가 되었지만 일정 기간 좀 더 치료하는 것으로 소아는 짧고 성인은 길 수 있다. 치료 후 재발률은 치료 방법에 따라 천차만별이다. 특히 백반증의 발병 원인에 맞는 치료는 재발률을 낮추거나 없앨 수 있다.

3

피부색이 정상으로
돌아오는 원리

피부색이 정상으로 돌아오는 것은 모낭(털이나 머리카락의 뿌리)에 있는 멜라닌 세포가 결정한다. 멜라닌 세포는 활성 및 무활성이 있다. 하나는 생장기의 모낭에 있는 활성 멜라닌 세포이며, 다른 것은 생장기 모낭 밖의 모근에 있는 무활성 멜라닌 세포이다.

백반증이 있는 곳에서는 활성 멜라닌 세포가 없어 멜라닌을 만들 수 없다. 백반증의 색소 재생은 모낭 밖의 모근에 있는 무활성 멜라닌 세포가 활성화, 분열, 증식하여 아래에서 위로 표피에 도달한 후 탈색 부위에 이르는 결과이다. 실제로 모낭 밖의 모근에 존재하고 잠시 기능이 없어진 "휴면 상태"의 많은 멜라닌 세포에서 어떤 특정 인자가 활성화되는 것이 증명되었다. 색소 재생을 위한 일종의 멜라닌 세포 저장고를 제공하는 셈이다. 이는 입술, 손, 발바닥 끝 부위처럼 모낭 구조가 없는 곳에서는 색깔이 잘 돌아오지 않는 이유가 된다. 또한 이런 부위는 멜라닌 세포의 저장이 부족하다.

이외에도 백반증 주위의 정상적인 멜라닌 세포가 백반이 있는 곳으로 이동하는 것 역시 백반증이 다시 색소를 얻어 피부색을 회복하는 중요한 이유이다. 멜라닌 세포는 백반증 표피 내로 이동한 후 최종적으로 표피의 기저층에 정착하여 각질형성세포와 공동으로 표피 색소 단위를 조성해서 피부색을 정상적으로 회복시킨다.

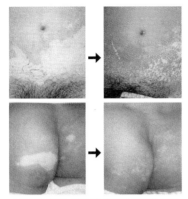

모낭에서부터 검은 반점이 발생되어 점차
치료되는 과정

4

한의학의
치료 원칙과 방향

● 맞춤치료를 한다.

맞춤치료는 환자마다 치료(처방 등)를 다르게 한다는 것으로 이렇게 치료하는 중요 이유는 백반증이라는 병은 같아도 각 환자마다 원인, 증상, 체질, 건강 상태가 다르기 때문이다. 즉 백반증은 결과이고 결과에 이르는 과정은 환자마다 다르다는 뜻이다. 어떤 환자에 효과가 좋은 처방을 다른 환자에게 사용하면 효과가 없을 수 있다. 이처럼 환자마다 효과와 반응이 다르다.

● 내과적 조치가 우선이다.

백반증은 피부 각질층 속에 있는 멜라닌 세포의 활성에 이상이 생겨 멜라닌이 생성되지 않거나 이동이 문제가 되어 생기는 병이다. 이러한 멜라닌 생성과 이동의 문제는 자외선, 피부 상처 등의 외부적 요인에 의해 생기기도 하지만 일부 환자의 경우이다. 대부분의 백반증은 몸 내부의 이상과 문제로 발생한다. 백반증을 발생시키는 몸 내부의 문제를 정상화하는 게 백반증 치료에서 매우 중요하다. 따라서 백반증 치료에서 내과적 치료가 우선되거나 병행되어야 하는 이유이다.

● 치료 전과 동일한 피부색을 회복시킨다.

백반증은 정상과 비정상적인 피부색이 동시에 있어 시각적으로 큰 문제가 되는 병이다. 치료는 비정상적인 색을 정상으로 되돌리는 것이다. 그러나 너무 인위적인 방식을 적용하거나 잘못 치료하면 정상 피부색과 상당히 다른 피부색이 되기도 한다. 몸 스스로 멜라닌 세포의 재활성화를 하게 해서 멜라닌을 만들게 하면 치료 전과 동일한 피부로 된다. 이러한 효과는 한방치료의 큰 장점 중의 하나이다.

● 피부를 보호한다.

백반증 발생의 핵심 부위는 표피이고 표피 중 기저층이다. 이곳에 백반증의 발생에 결정적인 역할을 하는 멜라닌 세포가 있다. 멜라닌 세포가 정상적인 기능과 활동을 할 수 있도록 피부와 특히 표피의 상태를 정상으로 유지하는 게 매우 중요하다. 또한 만들어진 멜라닌이 정상적으로 이동하고 분포하기 위해서도 피부 손상이 있으면 안 된다. 표피가 손상되면 이러한 기능에 문제가 발생해서 치료를 할 수 없게 된다. 치료법에 따라 표피층이나 피부가 손상될 수 있어 치료 방법의 선택에 매우 신중해야 한다.

● 치료와 예방을 동시에 한다.

치료와 예방은 동시에 하는 것은 백반증도 없애고 앞으로 발생할 수 있는 백반증도 미리 막는다는 뜻이다. 이미 발생한 백반증의 치료가 우선이지만 백반증은 피부의 어느 곳에서도 발생할 수 있기 때문에 미리 예방한다면 최고의 방법이다. 이처럼 치료와 예방적 치료를 동시에 하기 위해서는 치료 방법을 잘 선택해야 하며, 특히 각 환자의 백반증 발생 원인을 알 수 있어야 한다.

● 한약 복용을 통해 몸 전체의 기능을 회복시킬 수 있다.

백반증은 몸 내부의 유전자, 면역계 이상, 호르몬 이상, 세포의 산화 스트레스 등이 멜라닌 세포를 파괴하거나 멜라닌의 이동과 분포에 영향을 미쳐 발생한다. 이러한 백반증의 원인과 발병 과정을 볼 때 몸 내부의 기능을 정상화하면 멜라닌 세포에서 멜라닌을 만들어낼 수 있다. 특히 멜라닌 세포의 기능을 회복시킬 수 있는 한약을 사용한다. 연구에 의하면 한약은 상당한 효과가 있는 것으로 알려지고 있다.

■ 면역 조절 및 개선

백반증의 주요 발생 원인 중 하나는 멜라닌 세포나 멜라닌을 스스로 파괴하는 면역 기능 이상으로 알려지고 있다. 따라서 비정상적인 면역 기능을 정상적인 상태로 바꾸는 것은 매우 중요하다. 실제로 백반증의 치료에 사용되는 상당수의 한약은 B 및 T림프구, IL-6, TNF-α, AgA, IgG, CD4+/CD8+ T세포, CD4+/CD25+조절 T세포에 영향을 미쳐 면역 기능을 조절 및 개선하는 것으로 나타났다. 주요 한약재는 하수오, 보골지, 여정자, 한련초, 복분자, 적작약, 당귀, 황기 등이 있다.

■ 항산화 효과

세포의 산화 스트레스(oxidative stress)가 백반증을 발생시키는 것으로 연구되고 있다. 산화 스트레스는 H_2O_2 등이 세포에 독성 반응을 일으켜 세포, 각질형성세포에 이상반응을 유도하여 사멸시킨다. 반대로 항산화 효과는 산화 스트레스 과정의 진행을 막아 세포를 보호한다. 항산화 효과가 있는 주요 한약재는 황금, 창이자, 금은화, 연교, 우방자, 백질려, 자초, 백지 등이 있다.

■ 건강 증진 및 질병 치료

한약 복용은 백반증 치료 효과뿐만 아니라 환자의 건강 증진, 질병 치료 및 예방 효과도 있다. 백반증은 몸의 다른 질병이나 평소 건강 상태에 따라 호전, 악화되는 특성이 있어 백반증 이외의 질병을 반드시 치료하고 건강 상태를 파악하여 건강을 증진시켜야 한다. 건강 증진 및 질병 예방 효과가 있는 한약은 숙지황, 상심자, 흑지마, 사원자, 산약, 구기자, 산수유, 인삼 등이 있다.

■ 멜라닌 세포 활성화, 멜라닌 생성과 이동 효과 등에 영향을 미치는 작용이 있다.

백반증 치료와 예방에 각 한약의 효과가 밝혀지고 있는데 이 중 광과민 효과가 있는 한약은 보골지, 백질려, 백지, 마치현, tyrosinase 활성 효과가 있는 한약은 여정자, 한련초, 무화과, 목단피, 사상자, 멜라닌 생성 촉진 효과가 있는 한약은 투골초, 한련초, 익모초, 국화 등이 있다. 또한 멜라닌 세포 부착 촉진 효과가 있는 한약은 단삼, 토사자, 홍화, 멜라닌 세포 이동 유도 효과가 있는 한약은 백질려, 황기, 멜라닌 이동 효과가 있는 한약은 황기, 천궁 등이 있다. 이외에도 피부의 혈액순환을 개선하는 한약은 천궁, 홍화, 당귀, 단삼, 수오등, 도인, 울금, 적작약이 있다.

5

한의학의
백반증 치료 방법

백반증은 멜라닌 세포의 파괴나 기능장애로 인해 멜라닌의 생산이 안 되거나 이동 및 분포의 문제가 있어 발생한다. 그러나 이러한 문제와 장애를 일으키는 백반증의 원인은 매우 다양하다. 특히 백반증의 형태, 크기, 부위, 경계선, 발병 기간이 환자마다 차이가 있으며, 이외에도 건강 상태, 체질, 다른 질병도 서로 다르다. 한의학에서는 이러한 백반증의 증상과 환자의 전반적인 건강 상태를 고려해서 치료한다.

한의학의 백반증 치료법은 한약 복용과 외용 한약, 침 치료 등이 있다. 이 중에서 한약 복용 치료가 가장 중요하고 외용 한약은 보조적으로 사용한다. 백반증은 표피의 멜라닌 세포가 파괴되거나 기능이 저하되어 멜라닌이 만들어지지 않거나 이동과 분포에 문제가 발생하여 생긴다. 이러한 원인은 대부분이 환자 몸 내부의 문제에서 기인한다. 따라서 백반증의 원인을 없애거나 환자 몸 내부의 문제를 치료하기 위해서는 한약 복용이 필수적이다.

1) 한약 복용

한의학적으로 백반증을 치료하는데 한약 복용은 매우 중요하다. 특히 백반증의 발생 원인과 증상, 환자의 건강 상태 등을 고려하여 맞춤치료, 개별치료를 한다. 즉 환자별로 다르게 치료한다.

(1) 외부 요인

햇볕이나 자외선 같은 외부 요인으로 발생한다. 주로 얼굴, 손등처럼 노출 부위에 생긴다. 여름철에 발생하거나 심해지고 겨울에는 안정되는 특징이 있다. 경계선이 모호하고 백반이 붉으며 가장자리가 뚜렷하고 가려움이 있다. 발병이 빠르고 짧다. 피부가 민감하고 백반 모양은 원형, 타원형, 불규칙한 구름 모양이다. 주로 대칭적으로 발생한다.

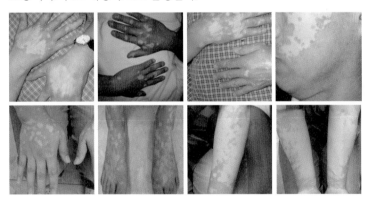

(2) 스트레스

"七情鬱結"이라고도 하는데 백반증 발생 전이나 발병 당시에 심한 스트레스나 정신적 충격을 받은 경험 또는 평소 과민하고 조급하며 예민한 성격으로 인해 발생한다. 남성보다 여성 환자에서 많다. 백반이 고정되거나 자주 발생하는 곳이 없어 어느 곳에서나 발병하며, 백반 색이 어떤 때는 어둡고 어떤 때는 밝으며 환자의 감정 상태에 따라 변한다. 백반증의 진행이 비교적 완만하고 환자의 감정이나 마음의 상태에 따라 악화되는 경향이 있다. 여성은 평소 월경이 불규칙하고 유방이 딱딱하며 소화 기능이 약하여 식욕이 적거나 자주 체하고 트림 등이 있다.

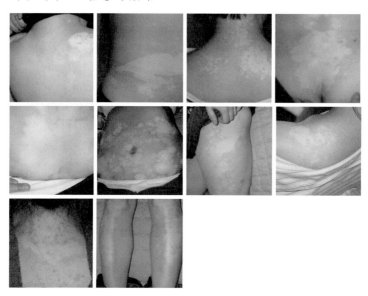

(3) 肝腎기능의 허약

백반증의 경계가 뚜렷하고 확실하며 외부적 요인 없이 원발성으로 발생한다. 백반 내부가 우윳빛의 유백색(乳白色)이고 백반이 국소 또는 전신에 나타난다. 백반 내 모발이 백모(白毛)이며 백반증은 완만히 번지거나 변하지 않고 정지 상태로 있다. 평소 어지럽고 빈혈이 있으며 허리나 무릎이 약하고 시큰거린다. 여름에 발생하거나 악화되고 겨울에는 호전되거나 안정되는 특징이 있다. 남자는 성기능이 약하며, 여자는 월경량이 적고 통증이 있으며 생리혈이 자주색이고 덩어리가 있다. 발병 기간이 수년 이상으로 긴 편이고 가족 중 백반증 환자가 있다. 또한 평소 몸이 약하고 피부가 어둡거나 건조하고 얼굴이 창백하거나 피로 증상이 있다.

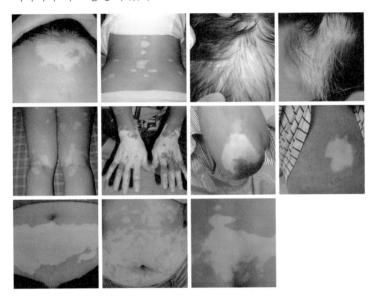

(4) 피부 손상

어혈성(瘀血性)으로 백반증이 피부 외상(손상) 및 수술 부위, 브래지어나 허리띠 압박 부위에 주로 발생한다. 발병 기간이 길거나 백반이 일부 피부 또는 전신에 발생한다. 특히 백반증의 진행이 느리고 안정적이며 대체로 고정적이다. 탈색이 뚜렷하며 경계선이 분명하고 백반 내 모발이 하얗게 변한다. 혀가 자암색(紫暗色)이거나 어혈 반점이 있다.

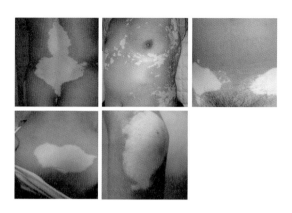

(5) 몸이 찬(冷) 체질

백반이 담백(淡白)하고 윤기가 없으며 주로 팔다리에 발생한다. 또한 입술 부위에도 생기고 일반적으로 백반 내 모발이 백색으로 변한다. 발병 기간이 매우 길며 만성적이다. 여름에 호전되고 겨울에 오히려 심해지는 경향이 있으며 손발이나 몸이 차고 추위를 싫어한다. 복부와 위장 부위가 차고 통증이 있으며, 얼굴색이 창백하고, 몸이 마르며, 이명과 이롱(耳聾)이 있고, 허리나 팔다리가 약하다. 노년기 백반증 환자, 장기간의 질병으로 심신이 쇠약한 환자들에서 많다.

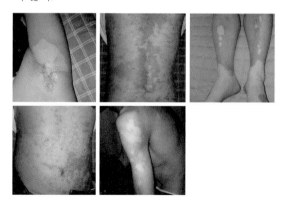

(7) 위장 기능의 허약

백반증이 담백(淡白)이거나 회백색(灰白色)이고 경계가 불분명하다. 평소 대변이 묽고 위장 장애가 있거나 식욕이나 소화 기능이 저하되어 있다. 또한 얼굴색이 초췌하고 권태, 면역력 저하, 긴장, 우울, 과로가 있거나 생각이 많다. 이외에도 목소리와 사지(四肢)에 힘이 없다. 백반증이 주로 얼굴과 입술, 팔다리, 전신에 발생하고 발병 과정이 비교적 완만하다. 주로 성인 중 몸이 마르고 예민한 사람이나 영유아, 소아에서 많다.

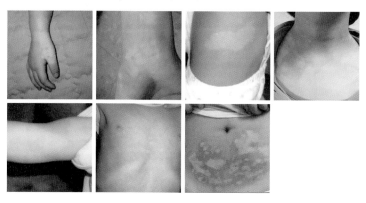

(7) 氣血순환장애

氣血失和, 氣血不和 또는 종합형이라고도 하는데 백반증이 오래되어 장기간 정신적, 육체적으로 고통을 받고 있는 만성 백반증에 해당된다. 처음부터 여러 원인으로 발생하거나, 평소 몸이 허약하거나 질병이 있는 경우에 해당된다. 특히 여러 치료 방법으로 효과를 얻지 못하거나, 경계선이 뚜렷하고, 산발형 또는 전신형으로 발생한다. 백반증 자체의 치료보다 몸 전체의 기능을 강화하거나 변화시키는 치료법이나 처방을 사용한다. 환자의 전체적인 건강 상태가 좋아지면서 백반증도 치료된다.

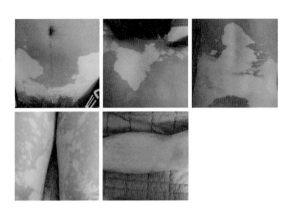

2) 외용 한약

외용 한약은 얼굴이나 목, 손등 같은 노출 부위에 발생한 백반증에 좀 더 빠른 치료와 커버 목적으로 사용한다. 백반 부위에 한약 용액이나 크림을 바르면 바로 흡수되어 멜라닌 세포를 자극하고 멜라닌의 생성과 이동을 촉진한다. 환자의 상태나 치료 목적에 따라 일반적으로 거백정(去白酊), 소백정(消白酊), 보골지정(補骨脂酊), 백전풍교정(白癜風交酊), 토사자정(菟絲子酊) 등을 사용한다. 이외에도 행파한의원에서 조제한 용액과 크림제 등이 있다.

3) 침 치료

한약 복용, 외용 한약과 더불어 보조적으로 침 치료를 한다. 침 치료는 멜라닌 세포의 증식 및 멜라닌의 생성 효과뿐만 아니라 기혈순환을 개선하는 효과가 있다. 또한 육체적, 정신적 건강을 증진시켜 간접적으로 백반증의 치료와 관리에 도움을 준다. 침 치료법은 경락침과 이침(耳針)으로 나뉜다.

경락침은 지창(地倉), 인당(印堂), 합곡(合谷), 백회(百会), 대추(大椎), 곡지(曲池), 족삼리(足三里), 양릉천(阳陵泉), 음릉천(阴陵泉), 상성(上星), 협차(颊车), 삼간(三间), 도도(陶道), 수삼리(手三里), 상거허(上巨虛), 현종(悬钟), 삼음교(三阴交)에 보통 이틀 간격으로 침을 놓는다.

이침은 귀 부위의 폐혈(肺穴), 침혈(枕穴), 내분비혈(内分泌穴)과 부신피지혈(肾上腺穴)을 선택하여 한쪽 귀에 침을 매입하고 양쪽 귀를 번갈아가면서 치료한다. 이침은 인체의 신경, 내분비, 면역 기능을 조절한다.

이외에도 새로운 치료법으로 백반 발생 부위에 산침(散鍼), 화침(火鍼)을 사용하기도 한다.

4) 기타

발관요법, 기공요법, 심리요법, 부항요법, 괄사요법, 피부획량법(皮膚劃痕法), 이치색법(以治色法), 발포요법 등이 있다.

6

한의학(중의학 포함)의
백반증 치료 효과

소아 백반증

1) 특징

0~12세 사이로 피부와 모발에 멜라닌의 형성이 증가하고 색소가 나타나기 시작하는 시기이다. 생리적으로 모든 기능이 생장 및 발육하고 변화가 심하기 때문에 백반증이 생기거나 쉽게 악화될 수 있다. 백반증의 발생 원인, 임상 특징이 성인과 큰 차이가 있다. 예를 들어 절단형 백반증의 발생이 많고 자가면역질환과 가족력이 있다. 어린 시절의 백반증은 환자의 심리발달에 특수한 영향을 미친다. 정신적, 심리적, 육체적 건강 상태에 따라 차이가 있다. 성징이 나타나기 전으로 남녀 차이는 비교적 크지 않다.

2) 실제 예

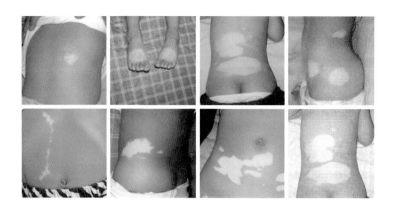

3) 치료 방향

한약 복용 이외에도 음식 섭취, 외상 방지, 야외 활동에 주의해야 한다. 치료 방법은 효과와 더불어 독성, 부작용 여부가 중요하다. 동시에 재발 없는 근본적인 치료 방법을 적용해야 한다. 이외에도 건강 증진, 체질 개선, 면역 기능 증강 등의 종합적 접근이 다른 연령층에 비해 필요하다. 어려서 백반증에 대한 이해가 부족하고 환자마다 치료 노력도 큰 차이가 있다. 부모, 형제, 친구의 영향을 크게 받을 수 있다. 주변 사람이 백반증을 감염병으로 잘못 이해하여 가까이 하지 않거나 거부해서 마음의 상처를 받을 수 있다. 특히 적절하고 안정적인 심리적 대처가 미숙하기 때문에 백반증으로 인한 스트레스를 최소화하기 위해서 빠른 효과, 빠른 완치가 중요하다. 치료 기간이 길수록 치료 후에도 백반증의 부정적인 기억이 오래갈 수 있다. 치료 방법이 간편할수록 좋다. 또한 백반증에 대한 부모의 관심과 관여가 너무 크면 오히려 피해를 주게 되어 적절한 정도의 관심이 치료에 도움이 된다. 백반증 치료 시에 위장 장애를 동시에 치료해야 한다.

4) 치료 효과

치료율은 63.5~99.0%이고 치료 기간은 최소 1~3개월 이상이다. 치료 후 2년 이내에 224명 중 2명이 재발했다. 일부 환자에서 외용 한약으로 인해 피부 홍반, 작열감, 수포, 인설 등이 발생하였다.

5) 주의사항

치료 시작이 빠를수록 좋다. 백반증 발생 후 가능한 조기, 초기 단계에서 치료하면 높은 치료 효과를 얻을 수 있으며 치료 기간을 단축할 수 있다. 특히 음식 섭취와 영양에 주의해서 정상적인 발육과 위장 기능에 신경 써야 한다. 환자의 정신적, 정서적 상태를 고려하여 치료한다. 백반증의 상태가 악화될수록 초조, 불안감이 더욱 커질 수 있다. 환자에 따라 한약 복용, 외용 한약, 침 치료를 병행한다. 하루 2, 3회 복용 한약과 외용 한약을 사용한다. 쓴 한약 맛으로 복용을 거부하거나 침 치료를 두려워한다. 대부분 발생 초기, 성장 발달기의 특성 때문에 치료 효과가 좋다. 백반증 내 흰털이나 흰머리(白毛)의 치료도 중요하다. 치료 과정에서 의료인, 부모의 지시와 참견에 잘 따르도록 한다. 그러나 대부분은 백반증을 인지·인식하지 못하기 때문에 의료인이나 부모의 지시나 참견을 일단 부정하거나 거부하는 경향이 있다. 의료진과 부모의 적극적인 참여, 인내심과 이해를 통해 잘 극복해야 한다. 치료 과정에서 건강 장애나 피부 손상을 최소화해야 한다. 특히 외용약 사용 시 어린이는 피부가 약하기 때문에 주의사항을 반드시 준수해야 한다.

6) 치료 사례

■ 멜라닌 생성법 적용 치료 효과

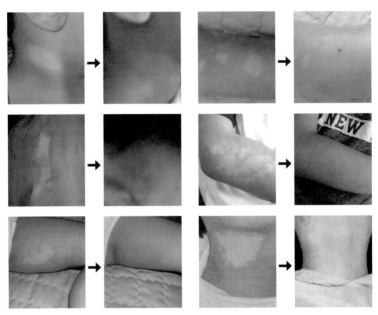

■ 멜라닌 이동법 적용 치료 효과

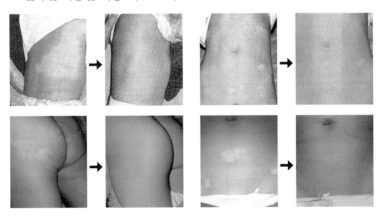

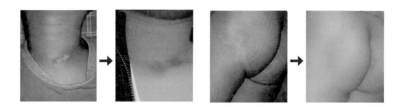

2

청소년 백반증

1) 특징

청소년은 만 13~19세 나이로 소아와 성인 사이의 중간에 끼어 있고 생리적 변화가 큰 시기이다. 또한 자아관, 정체성이 미성숙한 상태로 육체적, 정신적, 정서적 측면에서 불안정하다. 또한 친구, 또래들과 밀착되어 있고 부모, 선생님 등 어른에 대한 저항과 반감이 크다. 특히 백반증의 발생도 다른 나이에 비해 높고 진행과 악화도 빠르다. 올바르고 정확한 치료가 중요하다. 특히 치료로 인한 피부 손상이 없는 치료를 하는 게 좋다. 잘못 치료하여 피부가 손상되면 이후 다른 치료에도 효과가 적거나 없기 때문이다. 다른 나이에 비해 치료 욕구가 강하다. 학업 부담과 백반증으로 인한 질병 스트레스가 있어 신체적, 정신적 고통이 크다.

이외에도 청소년기는 일생 중 육체적으로 성장발육이 가장 왕성하며 생리적으로 제2차 성징이 나타나고 성별 차이가 분명해진다. 멜라닌이 소아기보다 더 증가하고 새로운 색소가 상당히 증가하는 시기이다. 초경 등 생리적 변화가 심한 시기로 여성 백반증이 더 악화 및 진행되는 경향이 있다.

2) 실제 예

■ 남성 백반증

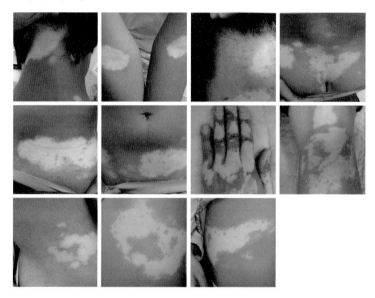

■ 여성 백반증

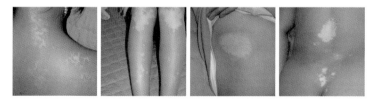

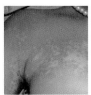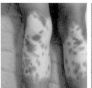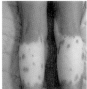

3) 치료 방향

청소년기는 신체, 정신·정서, 생리 측면에서 불안정하고 가치관이나 정체성의 확립이 안 된 시기이다. 이러한 상태에서 백반증까지 있다면 청소년기를 보내는 것이 더욱 어렵고 힘들 수 있다. 환자 자신이 백반증의 치료에 관심과 노력을 기울이는 것이 가장 중요하지만 특히 이 시기는 친구, 주변인, 부모와 가족의 지지와 지원이 중요하다. 한창 육체적, 정신적으로 성장·발육하는 시기로 음식 섭취, 운동, 친구 관계, 심리 조절 등의 종합적인 노력이 필요하다. 의료진도 청소년 시기의 이러한 여러 특이성을 고려해서 치료해야 한다. 자신감, 정신적, 정서적 부분까지도 관리하고 보듬어주는 노력을 해야 한다. 특히 청소년기 백반증의 치료는 가능한 빠른 치료 효과를 얻게 해야 한다. 백반증은 낫지 않을 수 있다는 인식과 편견이 있어 평생 고생할 수 있다는 불안감이 크기 때문이다. 치료로 빠른 효과를 확인한다면 환자에게 안심과 희망을 동시에 주어 곧 나을 수 있다는 생각을 하고 치료도 더욱 열심히 하게 된다.

치료 방법의 선택 시 안전한 치료법을 택하고 성장발육을 정상적으로 하도록 해야 한다. 치료 중 피부 관리나 보호에 신경 써서 피부가 손상되지 않도록 하고 치료 후 피부색이 정상 피부와 완벽하게 동일하도록 회복돼야 하며 평생 재발이 없는 치료가 좋다. 특히 여성 백반증 환자들은 심리적, 정서적으로 불안감이 크기 때문에 빠른 치료 효과와 심리적 안정감이 중요하다. 의료진과 가족들은 환자의 자존감을 높이고 정체성을 확립하도록 돕는 노력을 기울여야 하고 특히 친구 및 주변인들의 주의가 필요하다.

4) 치료 효과

치료율은 69.77~91.23%이고 치료 기간은 3개월 이상이다. 490명의 치료 과정에서 간·신장 기능과 대소변, 심전도 등에 이상이 없었다. 일부 외용약 사용 환자 중 수포, 가려움, 작열감, 붉은 반점 등이 발생하였다. 일부에서 약한 설사, 복부 팽만감이 있었다.

5) 주의사항

치료 순응성과 치료자에 대한 신뢰가 치료 효과에 큰 영향을 미친다. 특히 얼굴, 손등의 노출 부위 백반증과 비노출 백반증을 가진 환자들 간에 치료 관심이나 스트레스 면에서 차이가 크다. 또한 환자마다 백반증 치료 목적, 반응, 피부에 미치는 영향, 결과 등도 다르기 때문에 치료 전이나 과정에서 수시로 확인과 점검이 필요하다. 본인에게 맞으며 효과와 안전성이 확인된 치료법을 꾸준하게 하는 것이 중요하다.

6) 치료 사례

■ 멜라닌 생성법 적용 치료 효과

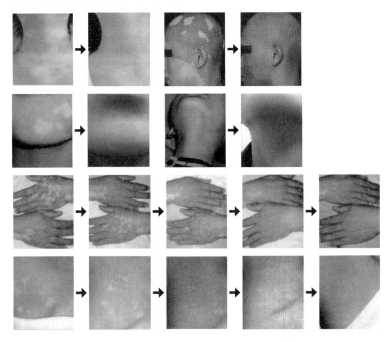

■ 멜라닌 이동법 적용 치료 효과

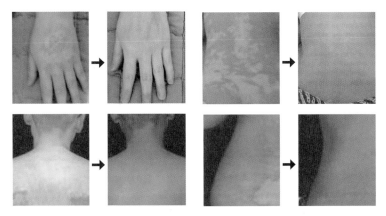

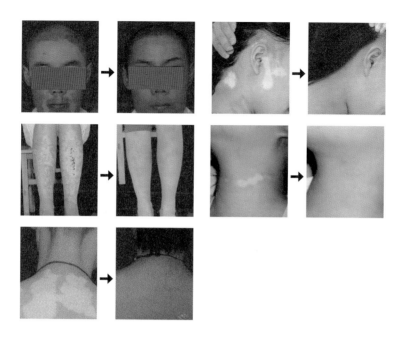

3

성인 백반증

1) 특징

20세에서 65세까지로 육체적, 정신적, 생리적 측면에서 비교적 완숙한 기능을 갖춘 시기이다. 따라서 청소년기에 비해 심리적 충격이나 변화는 심하지 않다. 다만 성인기에 해야 할 취업, 직장생활, 결혼, 가정생활과 육아, 친가 및 처가 관계, 부모 모시기 등 여러 측면에서 정신적 압박, 부담과 정서적 불안정성이 크다. 특히 여성 환자는 결혼 기피, 결혼 후 시집 식구로 인한 심리적 부담감, 임신 및 출산으로 인한 백반증 악화, 태어난 자식의 백반증 유전 여부로 여성만이 갖고 있는 심리적, 정신적 부담이 있다. 또한 40대 후반 이후의 갱년기는 여성에게 또 다른 고통이며, 남성은 실직, 퇴직으로 인한 수입 감소와 자식 결혼, 부모 모시기 부담으로 삼중고를 겪는 시기이기도 하다.

대부분의 백반증은 30세 이전에 발생하기 때문에 초기 성인기에 백반증이 발병되어 대체로 이후 나이가 들어감에 따라 백반증이 진행·악화될 수 있어 산발형, 전신형 백반증 환자가 많다. 또한 나이가 증가함에 따라 생리적으로 안정 상태가 되면서 멜라닌 세포의 기능이 떨어지고 더불어 색소가 감소한다. 따라서 피부색이 어두워지고 모발색이 갈색 또는 옅은 색으로 변한다. 이러한 생리적 특성 때문에 백반증의 치료 효과가 더딘 경향이 있다. 이 시기에는 다른 질병, 여성 갱년기 등의 특별한 경우를 제외하고는 백반증이 대체로 안정적이거나 느리게 확산되는 특징이 있다.

2) 실제 예

■ 남성 백반증

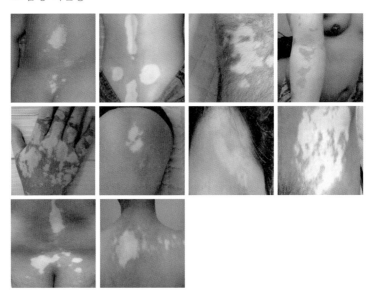

■ 여성 백반증

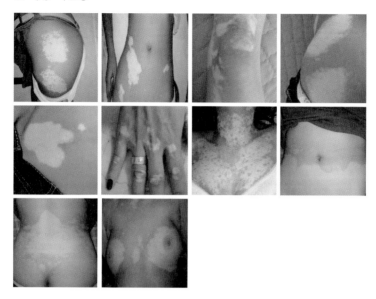

3) 치료 방향

성인기 환자들은 이미 여러 가지 치료를 한 경험이 있다. 그동안 해왔던 치료
방법의 장단점을 파악해볼 필요가 있으며, 현재 가능한 치료법 중에서 본인
에게 가장 알맞은 방법을 연구하고 의료인과 상의하여 치료를 꾸준히 하는
게 좋다. 올바른 생활습관을 기르고 조화로운 생활환경을 유지한다. 흡연, 과
도한 음주 및 스트레스 등의 건강 위해나 백반증을 악화시킬 수 있는 생활습
관을 피하고 건강 유지와 증진, 백반증에 도움이 되는 음식 섭취, 운동, 수면,
인간관계에 노력을 기울인다.

긍정적이고 낙관적인 심리, 정서를 유지한다. 성인기는 인생관, 삶의 철학이
어느 정도 이미 정해지거나 굳어지고 자아 정체성이 형성되어 있지만 직장생

활, 사회생활로 삶의 범위가 넓고 많은 일, 많은 사람과 관계하는 시기이다. 이러한 과정에서 백반증으로 인한 예상치 못한 사건으로 육체적, 정신적 충격과 고통을 겪을 수 있다.

백반증 이외의 질병 관리도 필요하다. 성인기 초기인 20~40대에 대부분의 환자들은 건강하다. 하지만 이후부터 상당한 성인병이 발생하고 악화·진행될 수 있다. 백반증은 이러한 질병들과 밀접한 관계가 있을 수 있기 때문에 백반증 이외의 질병의 관리와 예방에 신경을 써야 한다. 이들 질병의 2차 영향으로 백반증이 악화되거나 발생될 수 있기 때문이다.

원인이 같은 성인기라도 남녀별, 20대, 30대, 40대, 50대 이후의 연령별로 백반증의 발생 원인이 다를 수 있으므로 치료 방법과 처방을 다르게 해야 한다. 어릴 적부터 생겨서 이환 기간이 긴 백반증 환자와 성인기 이후에 생겨 이환 기간이 비교적 짧은 환자 간의 치료도 다르게 해야 한다. 이환 기간이 긴 환자는 백반증 자체뿐만 아니라 육체, 정신, 정서, 심리 등 모든 분야의 종합적 관리가 필요하다. 상당수의 백반증 환자는 발병 후부터 이런저런 치료를 하게 된다. 이전에 치료한 방법도 확인할 필요가 있다. 어떤 치료를 했느냐에 따라 치료 효과가 다르기 때문이다.

4) 치료 효과

치료율은 55.3~95.6%이고 치료 기간은 3개월 이상이다. 1,300여 명 중 외용약 치료 과정에서 경미한 동통성 홍반, 가려움 등이 일부 있었다. 간·신장 기능은 정상이었다.

5) 주의사항

성인기는 인생에서 남녀 모두 대내외적인 활동이 가장 활발한 시기이고 기간
도 길다. 여러 이유로 그만큼 백반증으로 인한 고통이 심할 수 있다. 완벽하고
안전한 치료 효과도 중요하지만 무엇보다도 빠른 효과가 있어야 한다. 특히
노출 부위에 백반증이 발생한 환자의 고통을 줄여야 한다.

성인기는 남녀별로 생리적 기능의 차이가 분명한 시기이며, 따라서 질병 또한
서로 차이가 있다. 이 중 백반증은 단순한 피부병이 아니라 심신 질환, 전신성
질환의 특성이 있고 성호르몬의 영향이 크다. 초경, 임신 및 출산, 갱년기 여
성 백반증이 대체로 악화되거나 새로 생기는 경향이 있다. 따라서 특히 이 시
기의 여성들은 평소 건강관리를 해야 하고 치료도 좀 더 적극적일 필요가 있
다. 다만 임신 중에는 반드시 백반증의 치료를 위한 양약, 한약, 기타 약물의
복용을 금해야 하며, 또한 안전성이 확인된 외용약만 사용해야 한다. 20~40
대, 50대 이후에 따라 백반증의 치료에 대한 관심과 노력 등에 차이가 크다.
치료 순응성과 치료자에 대한 신뢰가 치료 효과에 큰 영향을 미친다. 특히
얼굴, 목, 손등의 노출 부위 백반증과 비노출 백반증을 가진 환자들 간에 치
료 관심이나 스트레스 면에서 차이가 크다. 또한 소아, 노인 백반증 환자들에
비해 개인 간 차이가 크다.

6) 치료 사례

■ 멜라닌 생성법 적용 치료 효과

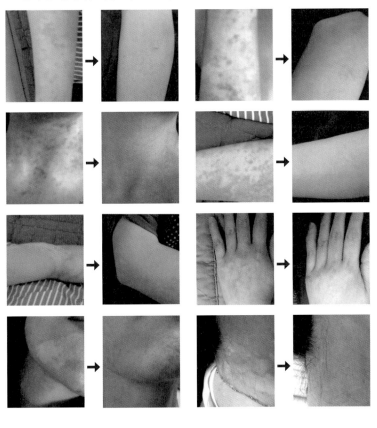

■ 멜라닌 이동법 적용 치료효과

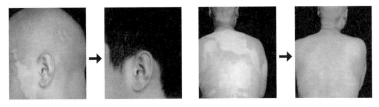

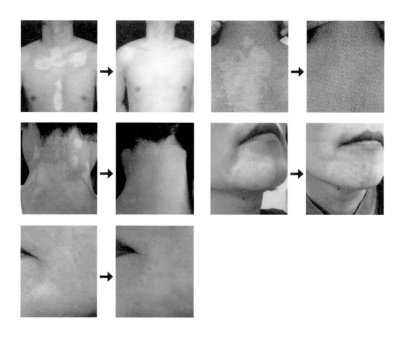

4

노인 백반증

1) 특징

65세 이상의 백반증으로 30세 이전에 63%가 이미 발병하기 때문에 발생 이후 치료가 안되고 계속 이어져서 노인 백반증은 산발형, 전신형이 많다. 노인 백반증 환자는 치료 경험이 많고 육체적, 심리적, 정신적 고통과 스트레스가 크다. 치료가 되지 않는 것 때문에 의료, 의료인에 대한 불신과 불만도 큰 편이다. 또한 장기간 치료로 백반 부위의 세포나 조직에 손상이 있고 백반증 이외의 질병(갑상선 질환, 고혈압, 당뇨병 등)이 있다. 대부분의 환자는 백반증에 대한 예민성이 낮고 치료를 포기하기도 한다. 일부 환자는 정상인과 별 차이 없이 생활하고 타인을 전혀 의식하지 않기도 한다. 치료 효과도 다른 연령층에 비해 낮은 편이다. 그러나 대외적 활동이 많거나 자식의 결혼을 앞둔 환자는 꾸준한 치료 노력을 한다. 본인의 치료 노력, 가족의 지원과 관심이 중요한 영향을 미치기도 한다.

2) 실제 예

■ 남성 백반증

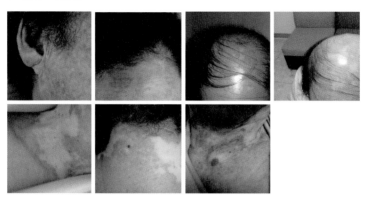

■ 여성 백반증

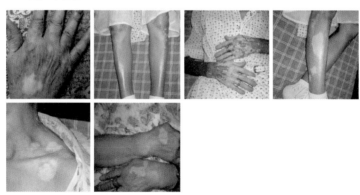

3) 치료 방향

백반증뿐만 아니라 다른 질병의 치료, 건강관리, 생활습관 등의 종합적 관리가 필요하다. 동시에 치료 방향과 원칙을 정할 때 백반증의 발생 부위, 이환 기간, 치료 경력을 고려해야 한다.

4) 치료 효과

치료율은 50.43~83.55%이고 치료 기간은 최소 5개월 이상이다. 300여 명 치료 후 6개월 전후로 일부에서 백반증이 재발되었다. 외용 한약 사용으로 피부에 약한 수포, 홍반이 나타났다. 또한 경미한 위장 장애(오심, 위통)가 발생 했으나 간, 신장, 혈액, 소변에 이상이 없었다.

5) 주의사항

한약 복용 중심과 엑시머 등의 병행 치료를 하기도 한다. 면역 기능의 강화, 백반증 이외 질병(당뇨병, 고혈압, 갑상선 질환 등)의 동시 치료 및 관리를 해야 한 다. 치료 과정에서 의료인과 환자 간의 신뢰가 중요하다. 또한 '노인성 백반증' 과의 구별이 필요하다.

6) 치료 사례

■ 멜라닌 생성법 적용 치료 효과

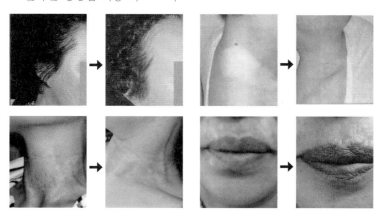

■ 멜라닌 이동법 적용 치료 효과

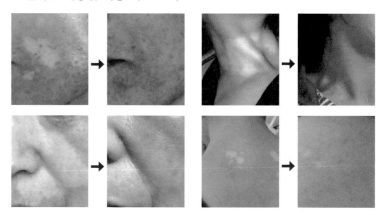

5

노출 부위 발생 백반증

1) 특징

백반증은 피부색이 정상 색과 비정상인 흰색으로 대조되어 시각적으로 문제가 되는 질병이다. 이러한 특성 때문에 똑같은 백반증 환자라도 발생 부위에 따라 백반증이 환자에 미치는 영향이 크게 다르다. 특히 얼굴, 손등, 목, 머릿속의 노출 부위에 발생한 환자들은 백반증으로 인한 고통이 훨씬 크다. 이 중에서도 직업적으로 사람을 많이 만나야 하는 사람, 학생을 가르치는 교사, 심리적으로 예민한 여성 등이 더 문제다.

치료 방법을 선택할 때에도 신중해야 한다. 치료 과정에서 화상을 입어 피부세포나 조직이 영구히 손상 또는 파괴되면 이후의 새로운 치료법으로도 효과가 매우 낮거나 아예 효과가 없는 경우가 있다. 당장의 문제만 생각하여 치료하다가 치료 후 안전성, 부작용 등을 고려하지 않아 나중에 후회하는 사람이 많다. 또한 백반증이 발생한 곳에 따라 치료 효과, 기간이 크게 다르다. 예를 들어 얼굴의 볼은 곧 낫지만 눈가, 입술 주위, 손등은 더디다.

2) 실제 예

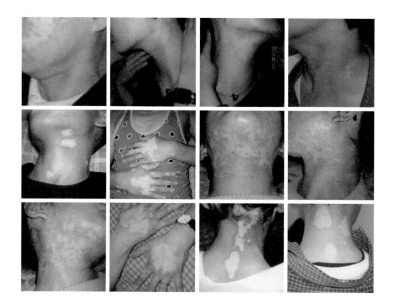

3) 치료 방향

신속하게 효과를 얻는 치료법과 동시에 커버제(화장품 포함)를 사용하여 시각적으로 덜 대비되거나 비교되게 하는 것이 좋다. 환자에 따라 한방 치료와 자외선, 엑시머 치료를 동시에 할 수 있다. 다만 화상이 발생할 수 있으니 치료 과정에서 매우 주의가 필요하다. 또한 더 중요한 것은 백반 부위를 발병 전 피부색과 동일하게 회복하는 치료 방법을 선택해야 한다. 일부 치료법의 경우에 치료 후 피부색이 정상 피부보다 많이 검어지고 피부가 두꺼워지고 거칠어져 다른 문제가 발생한다. 치료 기간, 피부색 회복, 부작용을 종합적으로 고려하여 치료 방법을 선택하는 것이 특히 중요하다.

4) 치료 효과

치료율은 65.31~81.82%이고 치료 기간은 8~12주 이상이다. 재발률은 150명 중 일부에서 확산되거나 새로 발생하였다. 외용약 사용 후 일부 환자에서 따끔거림, 피부 자극, 약한 자극, 가려움, 작열감이 있었다. 혈액검사, 간·신장 기능 검사는 정상이었다.

5) 주의사항

환자에 따라 한약 복용과 NB-UVB 치료를 동시에 하거나 침, 외용 한약을 병행 사용한다. 또한 반드시 치료 후 피부 손상, 정상적인 색소 회복 등을 고려하며 치료 방법을 선택한다.

6) 치료 사례

■ 멜라닌 생성법 적용 치료 효과

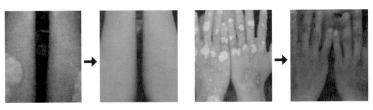

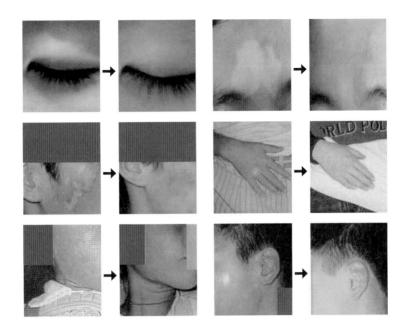

■ 멜라닌 이동법 적용 치료효과

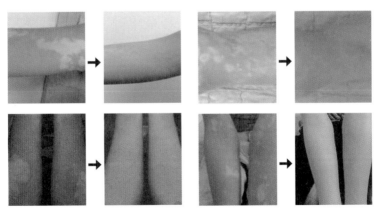

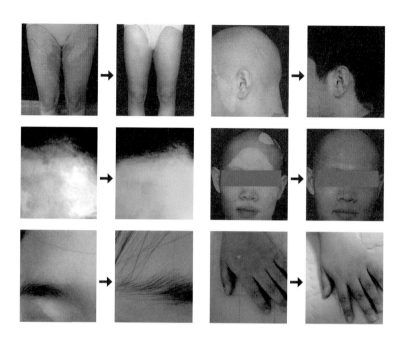

백반증으로부터의 자유

6

특정 부위 발생 백반증

1) 특징

일반적으로 백반증은 머릿속부터 발바닥까지 몸의 모든 곳에서 발생하지만 특정한 곳에 발생하기도 한다. 예를 들어 남녀의 생식기, 항문, 젖꼭지, 배꼽, 머릿속, 겨드랑이, 입 안, 손발톱 및 손·발바닥 등이다.

2) 실제 예

■ 생식기

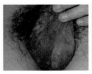

남성   여성

■ 항문

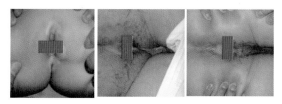

■ 젖꼭지(여성, 남성)

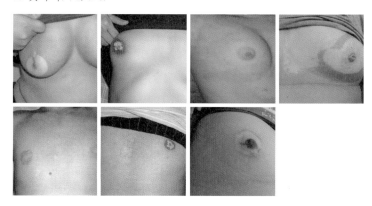

■ 배꼽

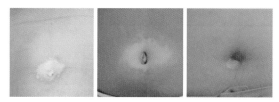

■ 머릿속

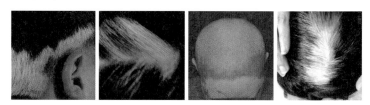

■ 겨드랑이

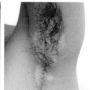

■ 입 안(입천장)

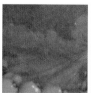

■ 손·발톱

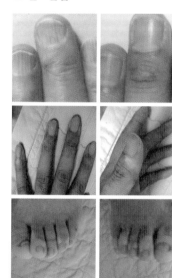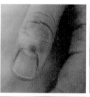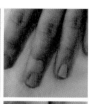

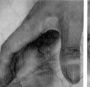

■ 손·발바닥

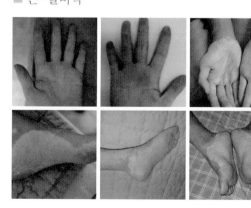

3) 치료 방향

백반증이 발생한 곳에 따라 치료율, 치료 기간에 큰 차이가 있다. 특히 유방이나 생식기에 발생한 백반증은 남녀간의 성생활이나 임신 등으로 결혼 전과 후에 따라 크게 다르다. 주의할 것은 입 안 및 여성 생식기 내 백반증은 암의 전단계로 향후 암으로 변할 수 있어 적극적인 치료가 필요하다. 특정 부위에 발생한 백반증은 치료율이 비교적 낮고 치료 기간이 길기 때문에 이에 대해 의료인과 환자의 인식이 필요하다.

4) 치료 효과

치료율은 46.0~78.6%로 발생 부위나 특성에 따라 서로 큰 차이가 있고 치료 기간은 최소 3개월 이상으로 발생한 곳마다 다르다. 재발은 치료 6개월 후 확인한 결과 130명 중 일부에서 발생하였다. 부작용은 경미한 위장 장애가 있었고 간·신장 기능은 정상이었다. 외용 한약으로 인해 피부에 경미한 붉은 반점, 수포, 트러블이 발생했다.

5) 주의사항

백반증의 발생 부위나 크기에 따라 치료율, 치료 기간이 서로 다르다. 복용 한약이 중심이고 외용약은 보조적으로 사용한다. 한약 치료만 하거나 한약 복용과 NB-UVB 동시 치료를 한 경우에 효과가 더 좋았다.

6) 치료 사례

    ■ 멜라닌 생성법 적용 치료 효과

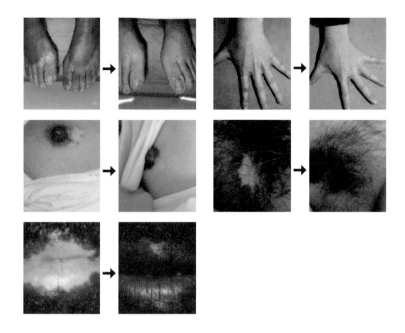

■ 멜라닌 이동법 적용 치료 효과

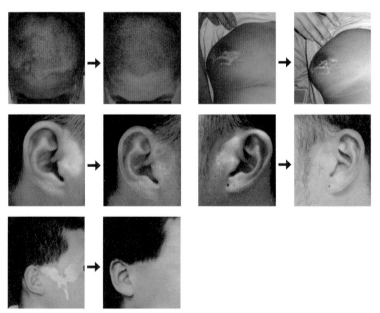

7

동반 질병이 있는 백반증

1) 특징

백반증과 갑상선(항진, 저하), 고혈압, 당뇨병 같은 질병이 동시에 발생한 경우이다. 백반증만 발생한 환자보다 치료 효과가 낮은 경향이 있다.

2) 실제 예

■ 백반증과 갑상선 질환의 동시 발생

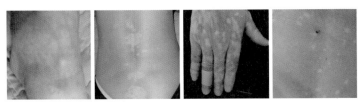

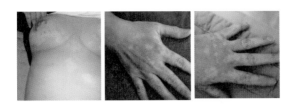

■ 백반증과 당뇨병의 동시 발생

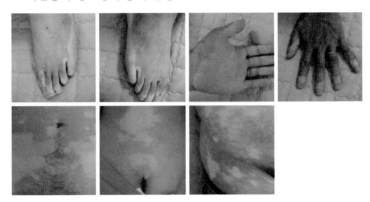

■ 백반증과 고혈압의 동시 발생

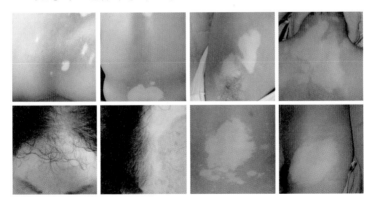

3) 치료 방향

대부분의 백반증은 다른 질환이 없이 단독으로 발생한다. 그러나 중장년 이후이거나 백반증으로 장기간 고생하는 경우에 백반증 이외의 질병이 발생하거나 악화되는 환자들이 있다. 특히 백반증은 자가면역질환의 일종으로 갑상선 질환, Addison 병으로 발생하기도 하고 신경계 질환이 있을 수 있다. 이러한 질병이 있느냐 없느냐에 따라 백반증의 치료율과 치료 기간도 차이가 있다. 동반 질병이 있으면 치료율이 낮고 치료 기간이 긴 특징을 보인다. 당연히 백반증 치료 시 백반증 이외의 질병 여부나 평소의 건강 상태를 파악하여 치료에 반영해야 한다. 백반증과 동반된 질병을 동시에 치료해야 하기 때문에 백반증을 단독으로 치료할 때보다 치료 시 고려하거나 주의해야 할 요소가 많다.

4) 치료 효과

치료율은 45.0~82.6%이고 치료 기간은 최소 3개월 이상이다. 재발률은 동반 질병에 따라 다르고 동반 질병의 치료와 비례하는 경향이 있다. 복용 한약의 부작용으로는 경미한 위장 장애가 있었다. 외용 한약으로 인해 피부에 붉은 반점, 수포, 트러블이 발생했다. 침 치료 시 침훈(침으로 인한 어지러움)이 발생할 수 있다

5) 주의사항

복용 한약 중심의 치료를 한다. 한약 치료만 하거나 한약 복용과 NB-UVB 동시 치료를 한 경우에 효과가 더 좋았다. 필요시에 침 치료를 병행한다.

6) 치료 사례

■ 멜라닌 생성법 적용 치료 효과

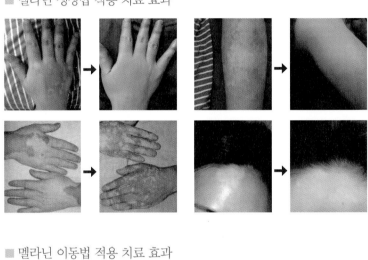

■ 멜라닌 이동법 적용 치료 효과

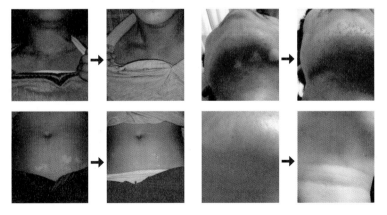

7

백반증의
진짜 문제와 고통

백반증은 일반 질병 이상의 문제와 특이성이 있다

● 백반증은 질병이다?

의학적 측면에서 질병을 정의하고 규정할 때 기준은 일반적이고 평균적인가, 아닌가가 중요하다. 대부분 사람들이 일반적으로 갖고 있거나 갖고 있지 않다면 정상이고 이외는 비정상이다. 의학에서는 정상은 건강이고 비정상은 질병이라고 규정한다. 이러한 기준으로 보면 백반증도 분명히 비정상 범주에 속하는 질병이다. 피부색이 일반인들의 평균적 범주에서 벗어나기 때문이다.

● 그러나 일반 질병의 특성을 벗어난다.

백반증은 보통의 질병처럼 수명을 줄이거나 통증 등의 신체적 고통을 동반하지 않기 때문에 일반적 질병의 범주에서 벗어난다. 그러나 백반증은 정신적, 신경적, 정서적, 심리적 고통과 스트레스가 어느 질병보다 심하다. 백반증으로 인한 삶의 고통, 우울감, 대인기피, 자기비하의 정신적 고통으로 삶의 질이 크게 낮다.

● 소리 없이 발생하고 점점 번진다.

  백반증은 발생할 때 아무런 특징이나 증상이 없다. 따라서 환자나 가족들이 사전에 어떠한 예방 조치를 취할 수 없다. 또한 발생 후 악화도 아무런 신체 반응 없이 어느 날 갑자기 또는 차츰 전신으로 퍼진다. 이처럼 사전 또는 사후에 적절히 예방하거나 대처할 수 없어 결국 백반증으로 인한 여러 신체적, 정신적 고통을 더 심하게 당하게 된다.

● 환자 간의 차이가 크고 영향이 다르다.

  평소 아무렇지 않게 생활하는 환자부터 대인관계나 외부 활동에 매우 민감해하는 환자까지 매우 다양하다. 이러한 특성은 백반증의 발생 부위, 발병 연령, 성별, 직업에 따라 다르지만 특히 자기 정체성, 자아의식의 강약에 따라 백반증에 대처하는 차이가 크다.

● 숨기거나 영원히 감추려 한다.

  원래 상당수의 환자들은 자신의 병을 남들에게 알리는 것을 꺼리기는 하지만 특히 백반증의 경우에는 심하다. 가족들도 남들에게 알려지는 것을 싫어해서 비밀로 하기를 원한다. 치료된 뒤에도 자신에게 백반증이 있었다는 것을 알리고 싶어 하지 않는다.

● 일부 환자에게 치명적인 영향을 미칠 수 있다.

일부 환자들은 백반증으로 인해 피부암이 발생하기도 하지만 환자가 살고 있는 나라의 사회문화적인 특징으로 인해 자살에 이를 수 있다. 요르단에서는 매년 1,000명 정도의 여성 백반증 환자가 자살하는 것으로 알려지고 있으며, 중국에서도 전에 비해 증가 추세에 있다고 보도되고 있다.

2

백반증 환자의 진짜 고통은

백반증은 다른 질병과 특성이 크게 다르다. 환자 자신이나 가족은 육체적 뿐만 아니라 정신적, 정서적 문제 등의 다양하고 많은 고통으로 힘들어한다.

● 타인의 오해와 편견으로 힘들며 마음의 상처가 깊다.

백반증 환자는 타인의 백반증에 대한 오해와 편견으로 불안감과 두려움을 갖고 있다. 외모적으로 차이가 없는 내과 질병, 근골격계 질병이나 통증 질환이 있는 환자와 달리 백반증 환자는 스스로 또는 타인들의 시선이나 반응으로도 크고 작은 상처를 받는다. 특히 유치원, 초등학교 시절의 가까운 가족이나 친구들의 반응과 태도는 두고두고 마음의 상처로 남는다. 이러한 시선이 장기간 이어지거나 가끔씩 상처를 받거나 하면 만성 스트레스와 우울증, 대인기피증이 생기고 정신적, 신경적, 정서적 측면의 문제가 더 커지고 깊어진다.

● 자기비하 감정이 있다.

백반증 환자는 타인의 곱지 못한 시선으로 힘들어하지만 자신 스스로도 자기비하 감정이 있다. 왜 하필 나에게, 내가 무엇을 잘못해서, 나와 조상이 죄를 지어서, 나는 버려진 사람, 쓸모없는 존재 등의 부정적인 감정을 갖고 있다.

● 고립감이 있고 자신감이 낮다.

다른 사람과의 피부색 차이로 공동생활, 직장생활 등의 삶에 직간접적인 영향을 미쳐 스스로 고립과 단절이 된다. 이것이 장기화되면 자신감도 없어진다. 사람들과 더불어 살아야 하는데, 이러한 상호 작용과 관계가 위축되어 평범한 삶이 힘들어질 수 있다.

● 만성 스트레스에 시달린다.

백반증은 소아·청소년기를 포함하여 30대 이전에 이미 63%가 발생하며 이 중 상당수의 백반증은 중·노년기까지 이어지게 된다. 이런 장기간의 투병으로 육체적, 정신적 스트레스가 장기간 유지되거나 심화된다.

● 육체적 건강도 문제이다.

백반증은 수명 감소나 통증은 없지만 스트레스가 길어지면서 육체적 건강에도 영향을 미친다. 백반증이 장기화되면 불안, 우울증, 신경쇠약의 정신적 질병뿐만 아니라 갑상선 질환, 근골격 장애, 위장병도 증가

한다. 정신과 육체는 긴밀하게 연관되어 서로 영향을 미치기 때문이다.

● 난치성, 불치성 질병이라는 인식이 있다.

상당수의 일반인이나 환자는 백반증을 불치성 질병으로 알고 있다. 한번 발생하면 낫지 않거나 나을 방법이 없다고 여기는 것이다. 이런 이유로 많은 환자나 가족도 지레 치료를 포기하거나 치료 후 효과가 없거나 만족스럽지 않으면 치료를 중단한다. 또한 낫지 않을 수 있다고 여겨 불안감이 높다.

● 부모는 죄의식이 있다.

중장년기, 노년기 백반증 환자들은 스스로 백반증으로 고통을 받고 있으면서도 나중에 자식이나 후손에게 백반증이 발생할 수 있으리라는 가능성으로 또다른 고통을 받는다. 이미 자녀에게 백반증이 발생했다면 더욱 그렇다.

● 감염병이라는 오해가 있다.

백반증을 감염성 질병으로 잘못 알고 있는 사람들이 있다. 이런 사람들은 백반증 환자와의 접촉을 피하거나 가족에게 접촉하지 말라고 한다. 특히 백반증 친구와의 접촉을 피하도록 할 수 있기 때문에 친구에게 깊은 상처를 남기는 경우가 많다. 이러한 오해는 특히 한센병의 흰 반점에서 비롯된 백반증에 대한 잘못된 인식으로 시작되었다.

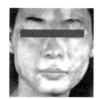
한센병 환자

● 타인의 과도한 관심과 간섭으로 힘들어한다.

백반증 환자는 백반증의 특성상 타인의 관심과 간섭을 받고 싶어하지 않는다. 그런데 현실은 반대이다. 주변인들이 과도한 관심을 갖거나 간섭을 한다. 왜 그런가, 어디에 가보아라, 누구 말 들어보니 누구누구가 치료를 잘 하더라 등으로 환자들은 타인들 때문에 더 힘들고 고통스럽다.

● 환자에 따라 큰 차이가 있다.

특히 얼굴, 손등, 목 등의 노출 부위에 백반증이 발생한 환자들은 대인기피증 또는 대인공포증이 있다. 같은 백반증이라도 남이 알 수 있는가 없는가에 따라 환자의 스트레스에 큰 차이가 있다. 노출 부위 백반증 환자들은 대인관계나 직장생활에 많은 어려움이 있다. 비노출 부위에 발생한 백반증의 경우에는 상대적으로 스트레스가 적은 편이다. 특히 남자보다는 여자, 많은 사람들을 상대하는 영업직들은 고통이 더 크다.

● 부모 및 가족의 고통이 크다.

대체로 가족 중에 환자가 있으면 가족이 총동원되어 치료에 참여하고 간호하게 된다. 특히 백반증은 육체적 통증이나 고통이 없어 가족의 도움이 필요 없는 병이다. 그러나 가족들의 관심과 노력은 다른 질병보다 훨씬 더하다. 특히 어린 자녀나 결혼한 딸을 둔 부모들의 염려는 크고 크다. 정작 환자 본인은 아무렇지도 않은데 부모와 가족 모두가 크게 걱정하기도 한다.

　백반증 환자가 받는 고통은 상당 부분 잘못되거나, 편견이거나, 왜곡된 것들이다. 백반증을 다른 병과 동일하게 질병으로만 인식하고 판단할 수 있어야 한다. 백반증은 매우 단순한 피부색 차이로 인한 미용적, 외모적 문제이지만 환자의 정신, 심리, 가정 및 사회생활 등 한 인간의 모든 삶에 영향을 미친다. 따라서 백반증의 올바른 치료와 관리를 위해서는 의료적 처치뿐만 아니라 여러 분야의 다각적인 노력과 관심이 필요하다.

8

백반증 의학상식

환자나 환자 가족이 백반증에 대해서 많이 알고 있으면 치료나 예방하는데 좀 더 올바르게 대처할 수 있다. 의료인만큼은 아니지만 많이 알면 알수록 더 좋다. 자신에게 맞는 치료법을 선택할 수 있으며, 잘못된 치료로 인한 후회나 치료 실패 등을 막거나 최소화 할 수 있다. 평소에 스스로 공부해서 백반증에 대한 지식을 높여야 한다.

● 30세 이전에 대부분 발생한다.

1,020명의 환자를 대상으로 한 연구에서 초진 나이는 바로 태어난 영아부터 고희에 가까운 노인까지 모든 연령이었다. 백반증 환자들의 첫 발병 나이는 주로 10~30세로 전체의 62.7%를 차지하였다. 이처럼 백반증은 대부분 청소년기와 30대 이전에 발생한다. 이 시기에 청소년은 발육 단계에 있고 신경계 및 내분비계가 불안정하며, 면역, 영양, 환경 요소에 크게 영향을 받는다는 것과 관계가 있다.

● 자주 발생하는 신체 부위가 따로 있다.

백반증은 신체의 어디서나 다 생길 수 있다. 그러나 주로 발생하는 곳은 눈가, 입 주위, 목, 겨드랑이, 생식기 및 그 주위, 앞뒤 몸통, 항문 및 그 주위, 무릎, 팔 및 손목, 손등, 손·발가락 등이다.

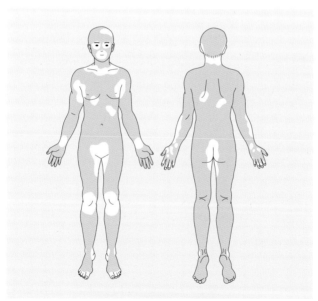

백반증이 잘 발생하는 신체 부위

● 백반증의 크기, 모양이 환자마다 다르다.

백반증의 진행은 보통 한 곳에서 여러 곳, 여러 곳에서 전신으로 퍼진다. 몸을 좌우로 나눌 때 왼쪽 또는 오른쪽 한쪽에만 발생하는 경우가 36.3%, 양쪽에 모두 발생하는 경우는 63.7%였다. 또한 긴 띠 모양이 29.7%, 접촉이나 마찰 부위 위주로 발생하는 경우가 32.2%였다. 아울러 백반증 내부에 검은 점이 있는 환자는 전체의 11.6%였으며, 백반증 부위에 탈모나 흰 머리카락이 발생하였다.

● 정신적, 정서적 문제가 심각하다.

백반증 환자중 평소 화병이 있다고 한 환자는 39.7%, 마음이 편안하지 못한 환자는 62.8%, 즐겁지 않은 경우는 91.5%로 상당수가 정신적, 정서적으로 큰 문제를 갖고 있었다. 불안감이나 우울함은 각 10.0%, 11.2%였으며, 과도한 스트레스는 34.8%로 매우 높았다.

● 멜라닌의 변화에 나이별로 일정한 규율이 있다.

멜라닌의 형성과 대사는 생애주기별로 일정한 변화 규율이 있는데 대체로 6단계로 구분한다.

■ 신생아기

통상적으로 명확한 멜라닌의 변화는 없으나 세포의 분화, 발육 과정에서 이상이 발생한다. 일부 멜라닌 세포의 증식과 축적에 이상이 나타나며 몽고반점 등은 시간이 지난 후 없어진다.

■ 영아기

피부와 모발에 멜라닌의 형성이 증가한다. 이 과정에서 각종 색소가 나타난다.

■ 유아 및 아동기

멜라닌의 형성이 증가하고 색소가 계속 출현하며 일부 아동의 노출 부위에서는 주근깨가 나타난다.

■ 청소년기와 20, 30대

멜라닌이 소아보다 더 증가하고 새로운 색소가 상당히 증가한다. 원래 있던 색소가 어둡게 변하거나 커진다. 이러한 현상들이 임신기에는 내분비 호르몬과 관련이 있다.

■ 중년기

연령이 증가함에 따라 색소가 크게 감소하고 피부색이 어두워지며 모발색이 점차 옅게 변한다.

■ 노년기

모발색이 회백색으로 변화하고 피부에 노년성 주근깨 모양의 색소가 출현하며 백반증에서 색소성 변화가 나타난다.

● 초경, 임신 및 출산, 폐경 시기의 여성은 유의해야 한다.

초경, 임신 및 출산, 폐경 시기의 여성은 성호르몬 분비에 심한 변화가 있는데, 이것은 백반증과 높은 상관성이 있다. 이 시기의 여성 백반증 환자는 증상이 축소 또는 호전되는 게 아니라 악화되거나 없던 부위에 생긴다. 이 시기의 여성 백반증 환자는 평소보다 적극적으로 치료해야 하며, 이외에도 건강관리나 질병 예방 노력을 더 해야 한다.

● 백반증 치료가 더딘 이유는 멜라닌 세포의 분열 능력과 관련이
있다.

　백반증은 다른 질병에 비해 치료 효과가 낮거나 느리고 더딘 경향이
있다. 그 이유는 멜라닌 세포의 느린 생성, 분열과 관련이 있다. 우리 몸
은 200여 종의 세포로 구성되어 있는데, 이 중 멜라닌 세포는 다른 세
포와 달리 생성과 분열이 가장 느린 것으로 알려져 있다.

● 한의학(중의학) 치료를 더 권장한다.

　지구상에는 현재 3만 종의 질병이 있다. 이 중에는 서양의학 치료가
더 효과적인 질병이 있으며, 반대로 한의학(중의학) 치료가 더 효과가 좋
은 질병이 있다. 이것을 중국에서는 서의우세병종(西醫優勢病種), 중의우
세병종(中醫優勢病種)이라고 한다. 백반증은 중의우세병종(중의치료 우수질
환 또는 중의치료 권장질병) 중의 하나이다. 여기서 중의는 한의사(한의학)를
말한다.

● 백반증은 어떻게 변할지 예측할 수 없다.

　백반증이 앞으로 치료될 수 있을지, 없을지, 또는 지금보다 진행될지,
축소될지 등은 치료자나 환자와 가족의 중요 관심 사항 중의 하나이다.
그러나 현재로는 이것을 정확하게 알 수 없고 예측할 수 있는 방법도
없다. 멜라닌의 생성, 이동, 소실이 환자의 연령, 성별, 건강 상태, 이환
기간에 따라 다르며, 멜라닌이 소실되는 시기와 그 소실이 멈추는 시기

가 환자마다 다르기 때문이다. 다만 저자의 치료 경험으로 볼 때 백반증이 얼굴에 발생한 환자는 다음으로 목이나 손등에 발생할 가능성이 높으며, 반대로 손등에 발생했다면 이어서 얼굴 또는 목 부위에 발생할 수 있다.

● 환자의 건강 상태, 동반 질병은 백반증 치료와 관련이 있다.

백반증은 몸 안팎의 다양한 요인이 관여하여 발병한다. 백반증의 진행 과정을 보면 피부뿐만 아니라 몸 전체의 기능과 복잡하게 관련되고 내과적 특성이 있는 종합 질환이다. 따라서 백반증의 치료 시에 환자의 전반적인 건강 상태를 파악하고 동반 질병의 치료나 관리에도 관심을 가져야 한다.

● 여성 생식기 백반증은 암으로 변할 수 있다.

여성 생식기 백반증은 폐경 후의 여성에서 비교적 자주 볼 수 있다. 이런 백반 탈색은 불완전하고 회백색으로 두꺼워지며 표면이 거칠고 침윤감이 있다. 피부는 줄무늬, 그물 또는 얇은 조각 모양이 많고 불규칙한 모양도 있다. 음순 내부에 많이 생기고 음핵과 질 점막에 생기기도 한다. 장기간 낫지 않는 환자에서 암으로의 변환율은 5~10%이다.

● 백반 부위는 피부암이 될 수 있다.

멜라닌은 피부색을 결정하고 백반증을 발생시키기도 하지만 동시에 자외선으로부터 몸을 보호하기도 한다. 흑인이나 황인종에 비해 피부에 멜라닌이 적은 백인은 피부암 발병률이 매우 높다. 이러한 이유는 피부 속에 멜라닌이 적거나 없어서 피부암을 일으키는 자외선으로부터 몸을 보호하지 못하기 때문이다. 특히 백반증이 발생한 곳은 자외선에 무방비 상태로 노출되어 쉽게 피부 손상, 화상을 입어 피부암이 발생할 수 있다.

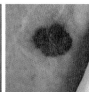

피부암

● 서양의학 치료법은?

자외선과 광과민제를 사용하는 광화학 치료, 단파장 자외선B 치료(NB-UVB), 엑시머 레이저 치료, 외과적 치료(피부박피술, 중간층 피부이식, 펀치이식, 흡입수포술, 자가멜라닌세포이식), 그리고 스테로이드제 도포, 경구 투여, 주사 방법이 있다. 이들 방법을 환자에 따라 단독, 복합으로 사용하여 치료한다.

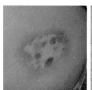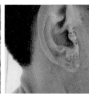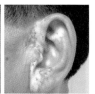

서양의학 치료의 일반적인 효과와 반응

9

감별질병

백반증은 피부에 흰 반점이 생기는 병이다. 그런데 피부에 흰 반점이 생기는 병은 백반증 외에도 많다. 백반증과 이러한 질병의 구별은 매우 중요하다.

치료 시에 백반증과 증상이 거의 같거나 비슷한 여러 질병을 감별해야 한다. 각 질병마다 치료율, 치료 기간, 예후가 전혀 다르기 때문에 정확한 진단이 매우 중요하다. 예를 들어 백반증과 비슷한 질병 중 어루러기는 곰팡이균인 어루러기균이 피부에 감염되어 발생한다. 이것은 백반증과 전혀 다른 병이라 치료나 관리 방법도 다르게 해야 한다. 따라서 반드시 가까운 피부과 의사나 백반증 치료 경험이 많은 한의사에게 진단받는 것이 중요하다.

다음은 백반증과 감별이 필요한 질병들이다.

빈혈성 모반, 무색소성 모반, 백색증, 얼룩백색증, 원인 불명 물방울멜라닌저하증, 어루러기, 마른버짐, 해수욕 후 백반(일광성 백반), 지루피부염 후유증으로 인한 백반, 결절성 경화증, 가짜매독성 백반, 원판모양 홍반성 낭창(discoid lupus erythematosus), 무색소성 색소실조증(bloch-siemens syndrome), 경화위축성 태선, 한센병 백반, Waardenburg 종합증, 결절성 경화증, 노인성 백반, 점막백반, 백색각화병, 반박병(斑駁病), 혈관위축성 피부이색증, Alezzandrin 종합증, 백색선상피부병, Chediak-Hiqashi 종합증, 조성(灶性)진피발육부전, 이등색소감소증, 특발성 점상색소감소증, Vogt-Koyanaqi 종합증, 분병동뇨증(苯丙酮尿症), leopard 백반증, 유전성 대칭성 색소이상증, 유전성 범발성 색소이상증, Marshall-White syndrome, ash-leaf macules, 경화성 태선, 점적상 백반증 등이다.

10

권장 및 주의사항

1

권장사항

백반증은 인체 외부, 내부의 여러 요인들이 각각 또는 복합적으로 관여하여 발병한다. 따라서 자외선으로부터 피부 보호나 면역계, 신경계 및 호르몬 기능의 유지 등 종합적인 노력이 매우 중요하다. 평소에 백반증 치료와 관리를 위해서는 백반증의 치료뿐만 아니라 동시에 환자의 건강관리가 반드시 필요하다.

1) 정신·정서 건강이 중요하다

사람의 외모는 성격, 품성, 인격 형성에 아주 큰 영향을 끼친다. 백반증은 주로 사람의 성격에 영향을 미치고 갑작스러운 외모의 변화는 큰 심리적인 스트레스로 작용한다. 어린이나 청소년기의 백반증 환자는 친구들이나 같은 반 학우들과 어울리려 하지 않고 사교적인 활동을 피한다. 다른 사람들이 자신이 백반증 환자라는 점을 아는 것을 두려워하며 무시당한다고 느낀다. 감정이 장기적으로 억눌려 있거나 특히 자괴감을 가진 소아, 청소년, 미혼 여성들은 한층 더 비관과 실망감이 생긴다.

● (필요시) 심리 상담과 치료가 필요하다.

심리 상담은 환자들의 백반증 대응에 도움이 된다. 백반증의 발병은 환자의 정서와 심리에 영향을 주고, 더 나아가 그들의 업무와 인간관계에 어려움을 가져온다. 백반증에 걸린 사람은 아주 큰 정신적 스트레스에 직면할 수 있고, 특히 백반이 얼굴, 손, 팔꿈치, 발, 생식기 등의 일부 특수한 부위에 생기면 더더욱 그러하다. 이런 부정적인 요소들이 내분비 작용을 통해 전반적인 신체의 면역 방어 기능에 영향을 주어 백반이 더 쉽게 진행하여 확산되고 치료에 훨씬 더 큰 어려움을 가져온다. 이외에도 과도한 심리적 긴장감은 인체가 과도한 아드레날린을 분비하게 하여 멜라닌 대사에 방해가 된다. 백반증에 걸린 후 정신적 스트레스는 여러 심리적인 문제를 유발한다.

● 즐겁고 재미 있는 오락 활동이 필요하다.

취미 및 특기생활은 인간의 기본 생활방식 중의 하나이다. 또한 인간들의 생활에서 반드시 필요한 부분이다. 취미, 특기를 통한 휴식은 긴장을 풀며 즐겁고 유쾌하게 하며 재미있는 생활로 마음을 흥분하게 한다. 사람은 마음이 즐거우면 정신이 맑고, 지혜를 증가시키고, 근육과 뼈가 움직이고, 기혈(氣血)이 잘 운행하고, 신체를 단련하고, 체질이 개선된다. 오락을 통한 건강 유지는 정신 건강을 통해 육체 건강도 좋게 할 수 있다. 평소 하고 싶은 악기 다루기, 노래하기, 바둑이나 장기, 그림 그리기, 동호회 활동을 적절히 하는 것은 매우 좋다.

● 남을 의식하지 말자.

타인에게 감염 등의 피해를 주는 게 전혀 없는데도 백반증 환자나 가족은 기죽은 듯 조심스럽게 산다. 환자들의 이러한 태도 때문에 일반인들의 백반증에 대한 인식도 변화하지 않는다. 피할 수 없으면 즐겨야 하듯이 더욱 당당한 자세가 필요하다. 세계 10대 모델에 뽑혀 전 세계 美의 기준을 뒤엎어버린 위니 할로우(Winnie Harlow)는 백반증 환자이다. 위니 할로우처럼 오히려 당당하게 사는 게 좋다.

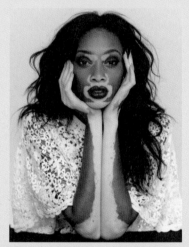

세계 10대 모델에 뽑힌 캐나다 출신의 위니
할로우는 백반증 환자이다.
https://m.post.naver.com/viewer/
postView.nhn?volumeNo=6995380&
memberNo=29565297&vType=VERTIC
AL

● 자존감과 정체성 확립이 중요하다.

인간은 사람들과의 관계 속에서 살아야 한다. 정상적인 관계는 정상적인 삶에 필요하고 중요하다. 그렇지만 백반증 환자에게 정상적인 사회적 관계나 삶은 쉽지 않을 수 있다. 이미 형성된 백반증 관련 부정적 카르텔이 만만치 않기 때문이다. 타인의 편견과 시선은 잠시 피할 수는 있지만 반드시 다시 나타난다. 이겨내는 게 정답이다. 시간과 노력을 통해 한국 사회에서 남들의 곱지 못한 시선을 당당히 극복해야 한다. 자신의 인생과 삶에 대해 떳떳하고 자신감 있는 자세와 태도는 무엇보다도 중요하다. 어느 것에도 흔들리지 않는 자존감과 정체성이 필요하다.

2) 올바른 음식 섭취가 중요하다

음식은 인간의 건강 증진과 유지, 질병 예방에 중요하다. 따라서 백반증의 치료와 예방에도 큰 영향을 미치는 것은 당연하다. 백반증 환자의 건강을 증진하고 유지하며 동시에 백반증의 치료에도 도움이 된다면 더욱 좋다.

● 골고루 다양하게 먹는다.

의학적으로 멜라닌 합성 과정에는 반드시 티로신과 티로시나제가 필요하다. 이러한 물질은 음식으로 인체에 흡수되거나 체내에서 일부 필수 아미노산이 전환되어 생긴다. 그러므로 각종 음식의 합리적인 배합에 주의하여 영양분을 골고루 섭취하는 것이 중요하다. 반대로 편식은 식품의 조합이 잘못되어 영양에 편차를 가져와 멜라닌 색소의 필수 물질을 상대적으로 부족하게 한다. 따라서 편식은 원칙적으로 피해야 한다.

● 미량원소를 섭취한다.

백반증은 미량원소의 부족이나 결핍과 관련이 있다. 특히 구리(Cu) 결핍과 관계가 있다. 머리카락에 함유된 구리 함량은 흰머리보다 검은 머리가 높고 여성이 남성보다 높다. 머리카락 중 구리 함량이 저하되어 있으면 백반증 병세가 악화되고 치료가 지체되면서 점점 더 그 수치가 저하된다. 또한 백반증 환자는 혈청의 셀레늄(Se) 함량이 뚜렷하게 떨어져 있는데, 이는 셀레늄 부족이 백반증과 관련이 있다는 증거이다.

● 소화장애 및 이상반응 음식은 줄인다.

올바른 음식 섭취는 모든 건강 유지와 질병 예방에 필수적이다. 먹는 음식은 우리 몸의 건강에 반드시 도움이 되어야 한다. 그러나 음식에 따라 어떤 사람에게는 건강에 좋으나 어떤 사람에게는 나쁘거나 질병을 유발 또는 악화시킬 수 있다. 남에게는 좋지만 나에게는 나쁠 수 있다는 것이다. 특히 평소 섭취 후 변비 및 설사, 복통, 소화장애를 일으키거나 가려움, 두드러기 등의 이상반응을 일으키는 음식은 피해야 한다.

● 한의학(중의학 포함)에서는 권장 음식과 삼가해야 할 음식이 있다.

한의학에서는 백반증에 권장하는 음식과 삼가해야 할 음식(아예 먹지 않는 게 아니라 섭취량을 줄임)이 따로 있다. 한의학의 이론에 근거하여 얻어진 것으로 참고할 필요가 있다.

권장 음식은 다음과 같다.

채소류

유채, 가지, 파채, 고사리, 표고버섯, 고수, 강낭콩, 야채쑥갓, 김, 감자, 배추, 참죽나물(연엽채), 콩나물(숙주나물), 목이버섯, 공심채, 홍당무, 오이, 죽순, 호박, 들나물, 미나리 등

과일류

바나나, 복숭아, 사과, 배, 살구, 오디, 여지 등

견과류

땅콩, 캐슈너트, 연밥, 밤, 수박씨, 호박씨, 잣, 해바라기씨, 개암, 호두, 대추, 용안육, 마름, 살구씨 등

콩류

검은콩, 푸른콩, 노란콩, 녹두, 완두콩, 콩꼬투리, 콩으로 만든 식품 등

곡류

옥수수, 현미, 좁쌀, 멥쌀, 찹쌀, 수수, 밀, 귀리, 밀기울, 검은깨(흑임자) 등

기타

식물성 기름, 두유 파우더 등

삼가해야 할 음식은 다음과 같다.

맵고 얼얼한 식품

고추, 부추, 파, 마늘

해산물

새우완제품, 잉어, 붕어, 가물치, 연어, 병어, 황조기, 말린새우살,
게, 새우, 해삼, 바지락

육류

양고기, 개고기, 말고기, 당나귀고기, 토끼고기, 거위고기, 참개구
리, 햄, 고기통조림

과일류

감귤류, 유자, 산사나무, 토마토, 다래, 딸기, 양매(楊梅), 앵두 등

기타

술(소주, 과일주, 맥주 성분 함유 음료), 동물성 기름(돼지, 양, 소 기름 등), 달
걀요리(거위알, 비둘기알, 메추리알 등), 당류(흑설탕, 흰설탕, 얼음사탕, 눈깔사
탕) 등

3) 운동을 꾸준히 한다

운동은 육체적 건강뿐만 아니라 정신적, 정서적 건강에도 크게 도움이 된다.
아울러 식욕, 수면, 대소변이나 땀 배출을 증가시켜 면역, 신경, 호르몬 분비
등 몸의 기능 유지와 증진에 도움을 준다. 규칙적으로 꾸준히 하는 것이 좋
다. 다만 강한 햇볕이나 자외선을 많이 쬐는 것은 피해야 한다. 햇볕이나 자외
선이 약한 아침, 저녁 시간에 운동하거나 실내 운동을 하는 것이 좋다. 운동
방식이나 종류는 크게 상관이 없으며, 기분 좋게 땀날 정도의 운동 시간과 양

이면 된다. 그러나 너무 강도가 센 운동이나 피부가 다치거나 상처 날 수 있는 운동은 피하는 게 좋다. 날씨에 따라 선크림을 사용하거나 긴 옷과 창이 넓고 두터운 모자를 착용한다.

4) 목욕은 좋다

목욕은 청결, 진정, 피로 회복 효과와 여기에 혈액순환, 피부 윤택 및 탄력 증강 효과가 있어 건강을 증진하고 치료 보조 작용도 한다. 목욕은 냉수나 온천수 등의 따뜻한 물로 하는 물 목욕, 약물을 이용하여 몸을 담구거나 연기를 쐬서 하는 방법 등 여러 가지가 있다. 특히 백반증 환자는 백반증에 효과가 있는 한약을 달인 물에 몸을 담구거나 훈증하는 치료를 할 수 있다. 목욕을 할 때 주의할 것은 너무 뜨거운 물에 몸을 담구거나 피부를 오랫동안 강하게 문지르거나 자극하는 것은 반드시 피해야 한다.

5) 잠을 충분히 잔다

충분한 잠은 피로 회복, 휴식, 면역 증가, 발육 촉진, 미용과 전반적인 건강 증진에 매우 유익하다. 잠이 부족하면 불안 및 불안정해지고 정신이 위축되며 주의력 및 집중력이 분산되고 기억력 감퇴의 정신·신경 증상이 나타난다. 이것이 장기화되면 환각 증상이 발생하고 체온, 심박동, 혈압이 떨어지며 호흡기와 내분비 기능이 현저하게 감소되어 대사 능력이 낮아진다. 특히 수면 시간도 중요한데 나이, 체질이나 성격에 따라 차이가 있지만 7~8시간 정도 잠을 자는 게 좋다.

6) 적절한 성행위는 좋다

성행위는 인간의 본능 중 하나이며 적절한 성행위는 건강에 좋다. 건강에 좋을 정도의 성행위 횟수는 성행위 다음날 거뜬하고 피곤하지 않은 정도인데 나이, 건강 상태에 따라 다르다. 그러나 백반증이 확산 중이거나 평소 몸이 허약한 경우에는 횟수를 줄이는 것이 좋다.

7) 반드시 피부를 관리 보호한다

백반증은 멜라닌 세포의 파괴나 멜라닌의 이동 및 분포 문제로 발생한다. 백반증의 예방과 악화 방지를 위해서는 신체 내에서 이러한 기전이 작동되지 않게 하는 것이 중요하다. 상당수의 백반증은 피부에 상처 또는 수술 부위가 있는 경우, 브래지어나 속옷, 청바지 등이 피부를 압박하는 경우, 꽉 조이는 허리띠를 찰 때 발생한다. 평소에 피부를 보호하고 상처나지 않게 관리하는 것이 필요하다.

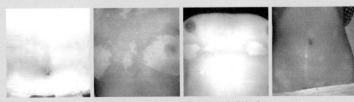

피부 압박과 수술로 백반증이 발생한 예

8) 몸을 따뜻하게 한다

백반증은 미세혈액순환 이상으로 발생한다. 정상적인 혈액순환은 산소, 영양
물질을 몸의 구석구석까지 공급한다. 이러한 기능이 정상적으로 작동되어야
멜라닌 세포에서 멜라닌을 만들거나 멜라닌의 이동과 분포도 정상적으로 된
다. 이는 몸이 약하고 손발, 아랫배가 찬 환자, 여성 및 노인 환자, 그리고 치료
효과가 더디거나 잘 낫지 않는 만성 환자에게 필요하다. 몸을 따뜻하게 하면
기혈순환에 큰 도움이 된다.

9) 백반증이 감염병이 아니라는 것 등을 적극 알린다

아직도 상당수 사람들은 백반증에 대해 편견을 가지고 있지만 다행히 전에
비해 의료 지식이 보급되면서 더 많은 사람들이 백반증을 올바르게 알고 있
다. 사람들에게 감염병이 아니라는 것을 적극 알릴 필요가 있다. 사실 사회
각계각층의 모두가 백반증에 걸릴 수 있으며, 유명 스타, 저명인사, 사회 지도
자뿐만 아니라 서민, 샐러리맨도 백반증 환자가 될 수 있다. 누구나 걸릴 수
있는 보통의 일반적인 질병뿐이라는 것을 알아야 한다.

2

주의사항

1) 강한 햇볕을 피한다

백반증은 사계절 모두 발생하지만 햇볕이 강한 늦봄에서 여름, 초가을까지 발생률이 높다. 발병 전에 강한 햇볕에 오랫동안 노출된 후에 발생하는 경향이 있다. 여름철의 햇볕은 자외선 강도가 강하여 햇볕을 오랫동안 쬐이면 쉽게 피부에 염증이 생긴다. 동시에 멜라닌 세포가 파괴되거나 손상되어 멜라닌을 만들지 못해서 백반증이 생긴다. 그러나 피부 손상을 일으키지 않을 정도의 햇볕은 쬐는 것이 좋다. 오히려 멜라닌 대사를 촉진하여 치료에 도움이 되기 때문이다. 다만 햇볕을 쬐인 후 백반증 부위가 커지거나 새로 생기면 바로 중단해야 하며 이후에도 햇볕을 피하는 것이 좋다.

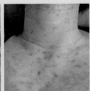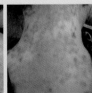

장기간 강한 햇빛을 쬐서 색소침착과 피부가 노화된 환자

2) 피부 자극, 압박을 피한다

목욕 시 거친 타월로 오랫동안 피부를 자극하는 습관은 잘못된 것이다. 또한 피부를 너무 조이는 벨트, 목걸이, 시계, 장신구는 착용을 삼가야 한다. 피부를 계속 압박하게 되면 피부 호흡을 방해하며 심하면 피부질환뿐만 아니라 내부 장기에 질병을 일으키기 때문이다. 비교적 여유 있고 얇은 속옷과 겉옷을 입는 습관, 피부를 보호하는 간단한 샤워 등의 노력이 필요하다.

3) 효과와 안전성이 입증되지 않은 치료법은 피한다

백반증 치료법은 서양의학, 한의학(중의학), 민간요법 등 매우 많다. 이러한 치료법 중에는 효과가 없는 것도 있어 치료 전에 환자의 주의가 필요하다. 누구에게나 확실한 효과가 있는 한 가지의 백반증 치료법은 없다. 여러 연구와 임상시험에 의해 효과와 안전성이 확인된 방법으로 치료하는 것이 좋다.

4) 피부에 불가역적인 피해를 주는 치료는 하지 않는다

백반증이 발병하면 대체로 환자와 가족들은 큰 불안감으로 우왕좌왕한다. 자칫 이런 과정에서 치료법을 선택할 때 신중하지 않으면 피부를 크게 손상시킬 수 있어 나중에 크게 후회하게 된다. 특히 피부 손상이 불가역적인 상태가 되면 앞으로 다른 치료를 해도 효과를 볼 수 없다. 치료 과정에서 피부 보호는 앞으로 더 나은 치료를 위해서도 중요하다.

5) 금연과 절주해야 한다

건강 유지와 질병 예방을 위해서도 금연하고 과도한 음주는 반드시 피해야한다. 흡연은 건강을 해치며 만성 질병을 발생시키고 악화시킨다. 또한 음주는 간 기능과 몸 내부의 여러 정상적인 대사 기능을 방해하거나 악화시킨다. 특히 백반증 치료 약물의 효능을 낮추고 치료 효과에 부정적인 영향을 미친다. 백반증의 빠른 치료를 위해서 금연과 절주가 중요하다.

6) 고농축 비타민 C를 복용하지 않는다

비타민 C를 과도하게 복용하면 백반증이 생기거나 악화된다. 멜라닌 대사 과정에서는 티로신(tyrosine)이 티로시나아제(tyrosinase)의 작용에 의해 도파를 형성하고 도파는 도파퀴논(DOPA quinone)을 산화한다. 이런 과정에서 비타민 C를 더하면 이미 형성된 도파퀴논이 다시 도파로 환원한다. 또한 비타민 C는 도파퀴논이 도파 색소로 산화하는 것을 저지해 멜라닌 색소의 합성이 중단되고 병변 부위 멜라닌 색소의 재생이 억제된다. 이처럼 비타민 C는 멜라닌 대사에 장애를 일으켜 백반증의 치료를 방해하기 때문에 백반증 환자나 백반증 발생 위험성이 있는 사람(가족 중 백반증 환자가 있는 경우)은 고농축 비타민 C를 복용하지 않는 것이 좋다.

7) 탈색 효과가 있는 염색제, 표백제의 사용을 피한다

일부 환자들은 염색제나 표백제에 아주 민감해 백반이 더 커질 수도 있다. 페놀(phenol)과 그 파생물은 멜라닌 세포를 손상시키고 백반증의 병세를 더욱 심각하게 한다.

참고 문헌

1. 단행본

◆ 서양의학

· 한승경. 백반증 발병부터 완치까지. 동아시아. 2014

· 박윤기, 한승경. 백반증의 진단과 치료. 여문각. 1995

· 윤재일. 광의학. 여문각. 1994

◆ 한의학 및 중의학

· 이선동. 백납의 예방과 치료. 도서출판 공간. 1994

· 이선동. 백반증의 한방치료. 도서출판 정담. 1996

· 이선동. 백반증의 올바른 예방과 치료. 푸른솔. 2003

· 이선동, 이정석. 백반증 바로알기. 대성의학사. 2013

· 成愛華, 韓梅海. 白癜風新論(제2판). 中國醫學科技出版社. 2007

· 欧陽恒, 楊志波 主便. 白癜風診斷治療. 人民軍醫出版社. 2013

· 成愛華, 韓梅海. 白癜風治療學. 人民軍醫出版社. 2011

· 王宏偉, 劉勇. 白癜風. 中國協和醫科大學出版社. 2015

· 成愛華, 韓梅海. 白癜風研究. 人民軍醫出版社. 2012

· 高新彦 主編. 白癜風中醫診療. 西安交通大學出版社. 2016

· 成愛華, 韓梅海. 白癜風治療与护理. 人民軍醫出版社. 2013

· 成愛華, 韓梅海. 白癜風養生. 人民軍醫出版社. 2015

2. 논문

◆ 서양의학

· 전은경, 박영옥, 서영준, 이증훈, 박장규. 백반증환자의 삶의 질 평가. 대한피부과학회지.
  2008

· 김성은, 윤현옥. 백반증. 한국병원약사회. 2018

· 허영. 팽창선조가 쾨브너 현상으로 작용한 백반증. 대한피부과학회지. 2015

· 윤상돈. 달무리선천모반 이후 발생한 눈주위 백반증. 대한피부과학회지. 2013

· 유인식. 열린마당: 백반증 어떻게 치료하나?. 한국강구조학회 논문집. 2013

· 최윤석, 임원석, 진상윤, 이준호, 이승호, 이애영. 백반증을 동반한 아토피피부염 환자에서
  Cyclosporine 투여 후 백반증이 호전된 증례. 대한피부과학회지. 2012

· 조아영, 박영옥, 이 영, 김창덕, 서영준, 이증훈, 박장규. 소아 백반증 263예의 임상적 고찰.
  대한피부과학회지. 2009

· Odineal DD, Gershwin ME. The Epidemiology and Clinical Manifestations of
  Autoimmunity in Selective IgA Deficiency. 2019

· Kim HS, Kim HJ, Hong ES, Kim KB, Lee JD, Kang TU, Ahn HS. The incidence and survival
  of melanoma and nonmelanoma skin cancer in patients with vitiligo: A nationwide
  population-based matched cohort study in Korea. 2019

· Oxidative Stress-Induced HMGB1 Release from Melanocytes: A Paracrine Mechanism
  Underlying the Cutaneous Inflammation in Vitiligo. 2019

· Jiang W, Li S, Chen X, Zhang W, Chang Y, He Y, Zhang S, Su X, Gao T, Li C, Jian Z.
  Berberine protects immortalized line of human melanocytes from H_2O_2-induced
  oxidative stress via activation of Nrf2 and Mitf signaling pathway. 2019

· Englert K, Kłosowicz A, Pelc P, Pastuszczak M, Wojas-Pelc A. The impact of therapeutic
  modalities on patients with atopic dermatitis, psoriasis and vitiligo treated with
  phototherapy in the Jagiellonian University Outpatient Clinic. 2019

· Mahajan VK, Vashist S, Chauhan PS, Mehta KIS, Sharma V, Sharma A. Clinico-
  Epidemiological Profile of Patients with Vitiligo: A Retrospective Study from a Tertiary

Care Center of North India. 2019

· Giorgio CM, Caccavale S, Fulgione E, Moscarella E, Babino G, Argenziano G. Efficacy of Microneedling and Photodynamic Therapy in Vitiligo. 2019

· Yu S, Lan CE, Yu HS. Mechanisms of repigmentation induced by photobiomodulation therapy in vitiligo. 2019

◆ 한의학 및 중의학

· 이선동. 白斑症 使用藥物에 대한 文獻的 考察. 대한한의학회지. 1995

· 이선동. 辨證施治에 의한 難治 皮膚病인 白斑症의 韓醫學的인 治療 및 治療效果에 미치는 여러 요소에 관한 研究. 방제학회지. 1996

· 김기배, 김태욱. 한방치료를 통한 백반증 치험4례. 한방안이비인후피부과학회지. 2015

· 이진혁, 김세윤. 엑시머레이저 치료를 경험했던 백반증 환자가 한방복합치료와 엑시머레이저 병행치료로 호전된 치험4례. 한방안이비인후피부과학회지. 2014

· 홍요한, 김성원. 소양인 백반증 148예의 임상적 고찰. 한방안이비인후피부과학회지. 2018

· 정재호, 서형식. 補骨脂 추출물이 B16 melanoma 세포주의 멜라닌 합성에 미치는 영향. 대한한의학회지. 2005

· 홍요한. 소양인 수부 백반증 한방치험 4례. 한방안이비인후피부과학회지. 2015

· 陈小平. 消白汤配合紫外光照射治疗白癜风临床疗效观察. 当代医学. 2019

· 田丑恒. 紫草, 黄芩复方制剂治疗白癜风的作用与安全性分析. 光明中医. 2019

· 张蓓, 陆捷洁. 中药联合窄谱中波紫外线对白癜风患者治疗效果及对其免疫功能的影响. 世界中醫药. 2019

· 李红星, 张壤之, 孙兴进. 泼尼松片联合白癜风胶囊治疗白癜风的临床效果分析. 世界最新医学信息文摘. 2019

· 王莉. 祛白汤联合消白酊治疗白癜风的疗效观察. 中国中医药现代远程教育. 2018

· 王晓华. 中药祛白消斑汤加减配合外敷治疗白癜风临床观察. 临床医药文献杂. 2018

· 黄剑秋, 席建元. 增色汤联合祛白灵治疗白癜风30例临床观察. 湖南中医杂志. 2019

· 班璐, 许鹏光. 许鹏光教授治疗白癜风经验总结. 世界最新医学信息文摘. 2019

· 张志禮. 中医治疗白癜风的方法及临床效果探究. 名医. 2018

· 张志禮. 用复方黑白如意散治疗白癜风的临床疗效观察. 名医. 2018

· 李燕红, 王玮蓁. 从肝论治成年女性白癜风. 湖北中医杂志. 2015

· 刘爱民, 刘硕. 白癜风的中医辨证与治疗. Dermatology Bulletin. 2017

· 葛晓. 癜风中医外治的研究现状. Journal of External Therapy of TCM. 2017

· 中华中医药学会皮肤科分会. 白癜风中医治疗专家共识. 中国中西医结合皮肤性病学杂志. 2017

· 罗光浦, 王天晶, 任盈盈, 朱清华. 桂枝汤加味治疗气血不和型儿童白癜风及对自身免疫的调节. 中国实验方剂学杂志. 2017

· 柏志芳, 丁小杰. 毫火针联合中药疏肝活血方治疗白癜风23例. 内蒙古中医药. 2017

· 张婧怡, 陈卫东, 刘玉蕊, 陈晓萌, 黄蜀. 黄蜀运用温阳法治疗白癜风经验. 四川中医. 2016

· 赵欣, 王建修, 刘春雷. 活血补肾法结合火针治疗白癜风临床效果观察. 临床合理用药. 2018

· 张跃营. 活血祛风法治疗白癜风的疗效观察. 中国医疗美容. 2016

· 封建军. 活血消白方治疗白癜风39例疗效观察. 临床医药文献杂志. 2016

· 张秀云, 耿维平, 张彤. 基于"多白则寒"理论应用隔药灸脐法治疗白癜风浅析. 四川中医. 2017

· 高山. 蒺藜首乌汤治疗白癜风的临床疗效观察. 临床合理用药. 2016

· 马淑然, 小四. 漫谈白癜风的中医药防治与调养. 生命世界. 2016

· 何振晶. 疏肝活血法联合窄谱中波紫外光治疗气滞血瘀型白癜风的疗效观察. 中国现代医学杂志. 2017

· 王海龙. 探讨中医辩证分型治疗白癜风的临床效果. 中国卫生标准管理. 2017

· 矫元元, 唐志坤, 宋业强. 唐志坤治疗白癜风经验. 实用中医药杂志. 2017

· 尚俊良, 王莒生, 刘春阳. 王莒生教授谈白癜风与风邪的关系及其用药. 时珍国医国药. 2016

· 毛常亮, 王莒生, 杨蓉娅. 王莒生教授中医治疗白癜风的经验总结. 实用皮肤病学杂志. 2017

· 刘德森. 乌藜消白汤治疗肝肾亏虚型白癜风的疗效观察. 中西医结合心血管病电子杂

志. 2016

· 荣光辉, 张书云, 刘芳, 陶璇, 潘廷猛. 增色丸治疗白癜风30例的疗效及对生活质量的影响. 中医药导报. 2016

· 王玉玲, 张峰, 李俊杰, 林雪香, 周韵聪. 中西医结合治疗白癜风疗效观察. 实用中医药杂志. 2017

· 徐汉明, 李晓华, 洪志林. 中西医结合治疗白癜风临床疗效及安全性分析. 深圳中西医结合杂志. 2016

· 雷勇, 张少光, 王晶晶. 中药联合窄谱UVB治疗白癜风的疗效观察. 世界中医药. 2016

· 余兵, 张宏生, 肖文. 中药联合窄谱中波紫外线治疗白癜风的临床疗效观察. 世界中医药. 2016

· 徐彦圣, 孟莉. 中药治疗白癜风的作用机制研究进展. 上海中医药大学学报. 2017

· 刘德森. 中医辩证分型治疗白癜风的疗效探究. 中西医结合心血管病电子杂志. 2016

· 魏瑞玲. 白癜风胶囊联合 308 nm 准分子激光治疗局限型白癜风 36例. 河南中医. 2016

· 杨敏, 刘红霞. 白癜风中西医治疗现状. 新疆中医药. 2017

· 李成瑞. 滋补肝肾 养血和血法治疗局限型白癜风的临床疗效分析. 基层医学论坛. 2016

· 成爱华, 韩梅海. 内服外用治疗白癜风426例临床观察. 中国中医药信息杂志. 2000

· 成爱华, 韩梅海. 黑素再生中药治疗白癜风394例临床观察. 山东中医药大学学报. 2001

· 成爱华, 韩梅海. 黑素再生液(膏)治疗白癜风568例临床研究. 中国民族民间医药. 2009

3. 백반증 사진, 치료 전과 후의 사진

· 대부분의 백반증 사진, 치료 전후 사진은 행파한의원(舊 영등포한의원) 자료이며, 일부는 《成愛華, 韓梅海. 白癜風治療与护理. 人民軍醫出版社(2013)》등에서 인용하였음.

4. 기타

· 인터넷 자료